Processamento de amostras biológicas

A fase analítica em hematologia, imunologia e bioquímica

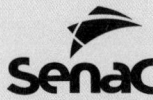

ADMINISTRAÇÃO REGIONAL DO SENAC NO ESTADO DE SÃO PAULO

Presidente do Conselho Regional
Abram Szajman

Diretor do Departamento Regional
Luiz Francisco de A. Salgado

Superintendente Universitário e de Desenvolvimento
Luiz Carlos Dourado

EDITORA SENAC SÃO PAULO

Conselho Editorial
Luiz Francisco de A. Salgado
Luiz Carlos Dourado
Darcio Sayad Maia
Lucila Mara Sbrana Sciotti
Luís Américo Tousi Botelho

Gerente/Publisher
Luís Américo Tousi Botelho

Coordenação Editorial
Verônica Pirani de Oliveira

Prospecção
Andreza Fernandes dos Passos de Paula
Dolores Crisci Manzano
Paloma Marques Santos

Administrativo
Marina P. Alves

Comercial
Aldair Novais Pereira

Comunicação e Eventos
Tania Mayumi Doyama Natal

Edição e Preparação de Texto
Karen Daikuzono

Coordenação de Revisão de Texto
Marcelo Nardeli

Revisão de Texto
Alexandre Napoli

Coordenação de Arte, Projeto Gráfico e Capa
Antonio Carlos De Angelis

Editoração Eletrônica
Manuela Ribeiro

Imagens
Adobe Stock

Impressão e Acabamento
Gráfica Trust

Proibida a reprodução sem autorização expressa.
Todos os direitos desta edição reservados à

Editora Senac São Paulo
Av. Engenheiro Eusébio Stevaux, 823 – Prédio Editora – Jurubatuba
CEP 04696-000 – São Paulo – SP
Tel. (11) 2187-4450
editora@sp.senac.br
https://www.editorasenacsp.com.br

© Editora Senac São Paulo, 2024

Dados Internacionais de Catalogação na Publicação (CIP)
(Simone M. P. Vieira – CRB 8ª/4771)

Finati, Maísa Pasquotto Giocondo
  Processamento de amostras biológicas: a fase analítica em hematologia, imunologia e bioquímica / Maísa Pasquotto Giocondo Finati, Luna Ribeiro Zimmermann Dias Cócus Doneda. – São Paulo : Editora Senac São Paulo, 2024.

  Bibliografia.
  ISBN 978-85-396-4485-8 (Impresso/2024)
  e-ISBN 978-85-396-4495-7 (ePub/2024)
  e-ISBN 978-85-396-4494-0 (PDF/2024)

  1. Hematologia 2. Imunologia 3. Bioquímica I. Doneda, Luna Ribeiro Zimmermann Dias Cócus II. Título.

24-2482r   CDD – 574
                                              574.87
                                       BISAC SCI008000
                                              SCI093000
                                              SCI045000

Índice para catálogo sistemático:
1. Biologia 574
2. Biologia : Práticas em laboratório 574.87

Maísa Pasquotto Giocondo Finati

Luna Ribeiro Zimmermann Dias Cócus Doneda

Processamento de amostras biológicas

A fase analítica em hematologia, imunologia e bioquímica

Editora Senac São Paulo – São Paulo – 2024

Sumário

APRESENTAÇÃO | 7

PROCESSAMENTO DE AMOSTRAS BIOLÓGICAS EM HEMATOLOGIA | 9

    Hematopoiese | 10
        Série vermelha | 13
        Série branca | 16
        Plaquetas | 18
    Leucemias | 23
        Tipos de leucemia | 24
    Técnicas laboratoriais em hematologia | 25
        Esfregaços sanguíneos | 25
        Velocidade de hemossedimentação | 30
        Provas de coagulação | 31
    Arrematando as ideias | 33

PROCESSAMENTO DE AMOSTRAS BIOLÓGICAS EM IMUNOLOGIA | 35

    Sistema imune | 37
        Células do sistema imune | 38
        Resposta imune inata e adaptativa | 38
        Tipos de imunoglobulinas | 39
        Sistema complemento | 41
        Imunidade ativa e passiva | 42
        Memória imunológica | 43
    Desordens imunológicas | 43
        Hipersensibilidade/alergias | 43
        Imunodepressão e imunossupressão | 44

Técnicas laboratoriais em imunologia | 45
    Precipitação (precipitina) | 46
    Aglutinação | 46
    Hemaglutinação | 47
    Teste de Coombs | 51
    Imunocromatografia | 51
    Ensaio imunoabsorvente ligado à enzima (Elisa) | 52
    Nefelometria | 53
    Imuno-histoquímica | 53
    Imunofluorescência | 54
    Exames que não requerem análise em laboratório | 56
Arrematando as ideias | 57

PROCESSAMENTO DE AMOSTRAS BIOLÓGICAS EM BIOQUÍMICA | 59

Testes laboratoriais utilizados em bioquímica | 60
    Espectrofotometria | 61
    Turbidimetria e nefelometria | 63
    Eletroforese | 63
    Técnicas de cromatografia | 64
    Branco, padrão e controle | 66
Marcadores bioquímicos das doenças cardíacas | 67
Marcadores bioquímicos da função hepática | 69
Marcadores bioquímicos da função renal | 71
Marcadores bioquímicos dos distúrbios metabólicos | 73
    Metabolismo dos carboidratos | 73
    Metabolismo dos lipídios | 78
    Metabolismo das proteínas | 81
Marcadores bioquímicos dos distúrbios eletrolíticos e do equilíbrio ácido-base | 85
    Acidose | 86
    Alcalose | 87
Marcadores bioquímicos dos distúrbios hormonais | 88
    Desequilíbrios dos hormônios do sistema reprodutor | 91
    Desequilíbrios da tireoide | 91
Interferentes analíticos | 92
Arrematando as ideias | 93

REFERÊNCIAS | 95

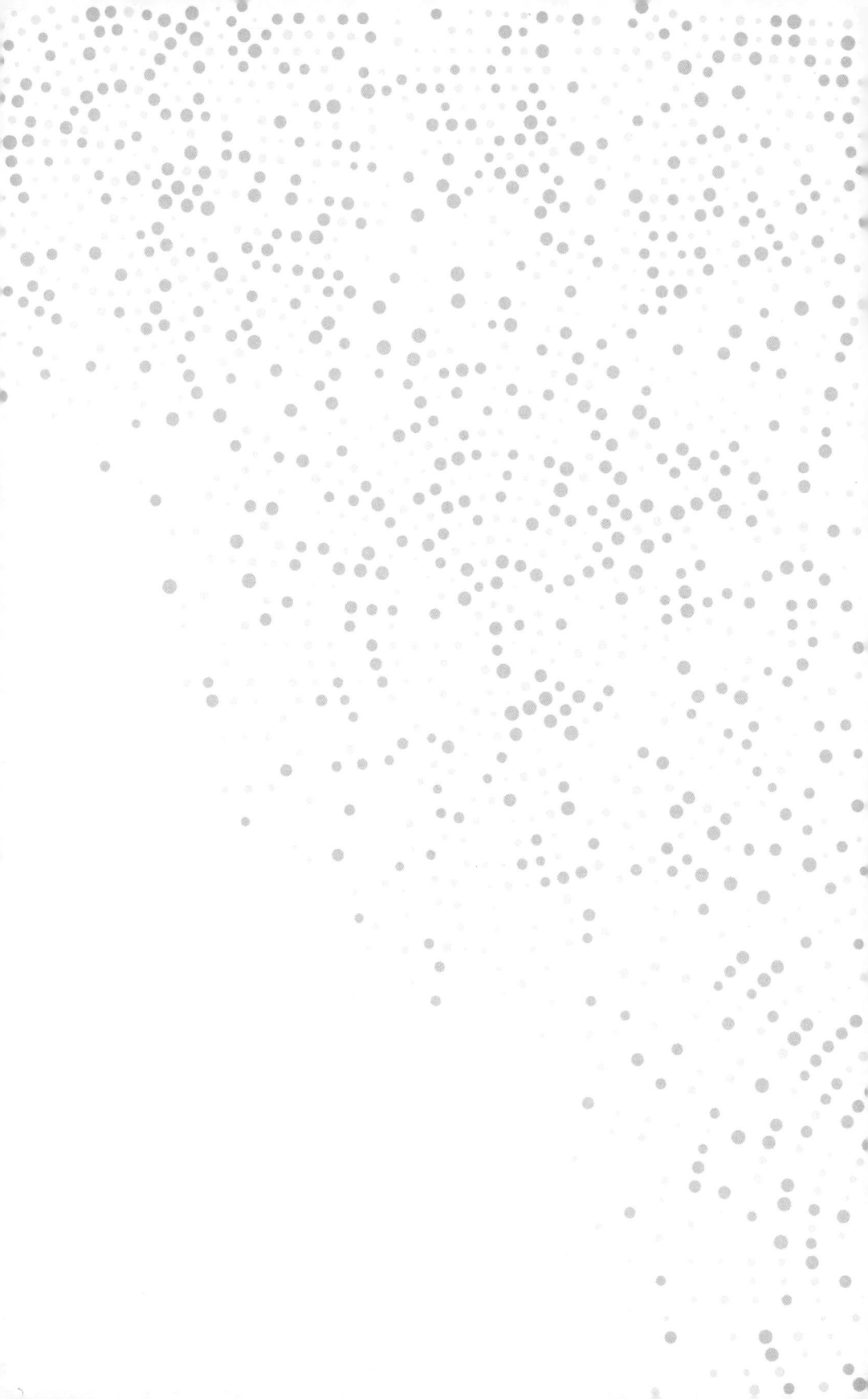

Apresentação

Em nossa obra anterior, *Coleta e preparo de amostras biológicas: a fase pré-analítica dos exames laboratoriais*, aprendemos sobre a fase que envolve desde a solicitação do exame até a entrega da amostra ao setor analítico. Agora, nesta obra, vamos abordar a fase analítica dos exames laboratoriais, que ocorre quando as amostras biológicas são analisadas por meio de técnicas minuciosamente executadas por profissionais capacitados. Os detalhes da fase analítica consistem em momentos de suma importância para a garantia de resultados precisos e confiáveis.

Este livro apresenta as técnicas analíticas dos exames laboratoriais em hematologia, imunologia e bioquímica, além de relacionar resultados analíticos com condições de saúde e doença dos indivíduos. Já a fase analítica dos exames laboratoriais em microbiologia, parasitologia, urinálise e fluido seminal será tratada em outra obra.

Em hematologia, analisamos as células sanguíneas tanto em relação à quantidade quanto à morfologia; já em imunologia, verificamos as substâncias presentes nas amostras por meio de reações imunológicas; e em bioquímica, fazemos a verificação pela quantificação de substâncias. Para as análises propostas neste livro, são apresentados, entre tantos outros recursos, métodos de coloração de células, reações de precipitação e aglutinação, e reações colorimétricas.

Os resultados obtidos nos exames laboratoriais influenciam diretamente as decisões médicas, como diagnósticos, tratamentos e monitoramento de doenças. A fase analítica, portanto, é um elo vital na cadeia de processamento laboratorial e deve ser realizada com muita atenção, cuidado e precisão.

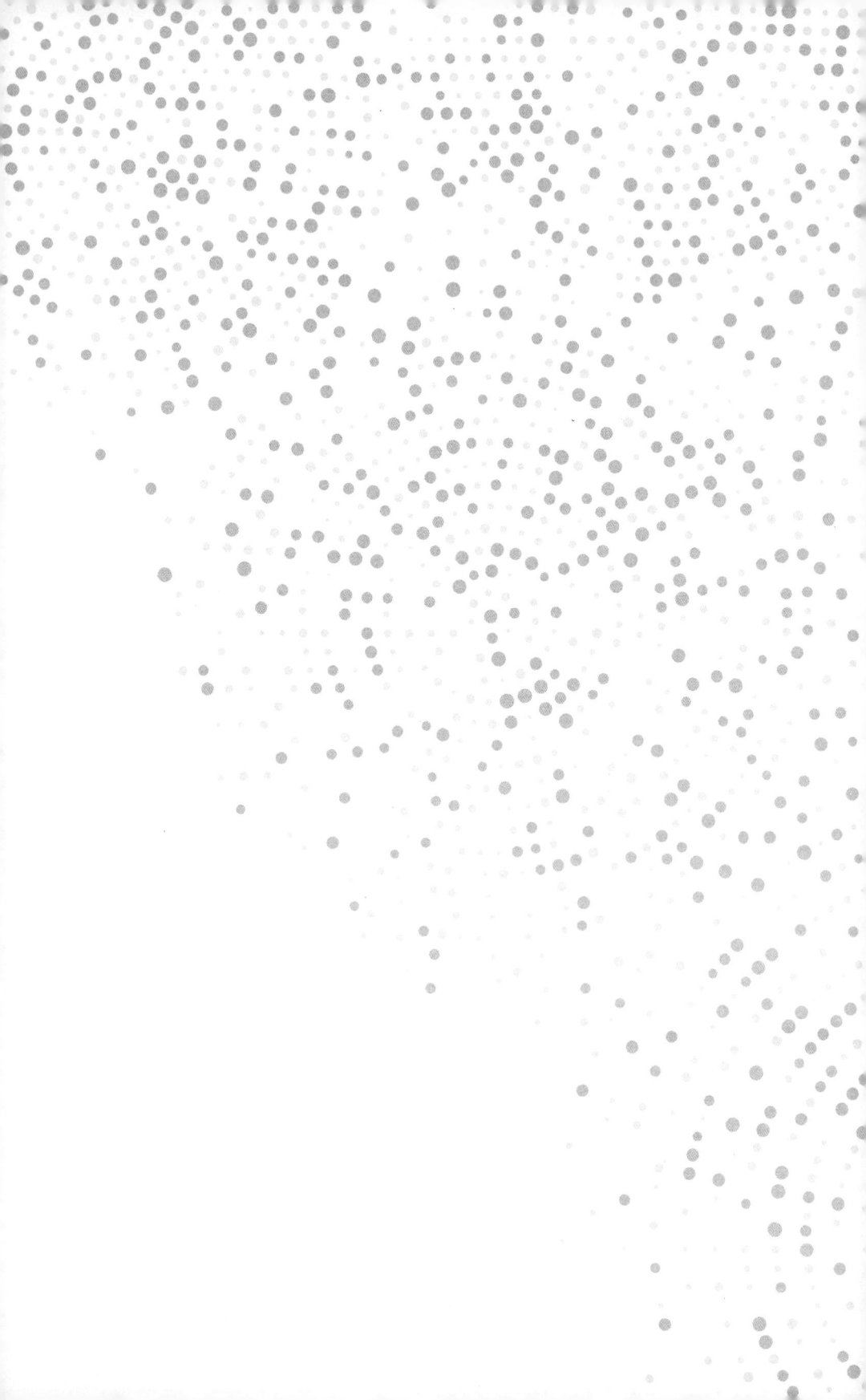

CAPÍTULO 1
Processamento de amostras biológicas em hematologia

Como uma única gota de sangue pode revelar segredos tão profundos sobre nossa saúde? Você já deve ter ouvido alguém falar que faz hemograma completo todo ano e que está tudo bem com a sua saúde. Mas o que seria um hemograma completo? Esse exame seria mesmo capaz de buscar o diagnóstico de todas as doenças?

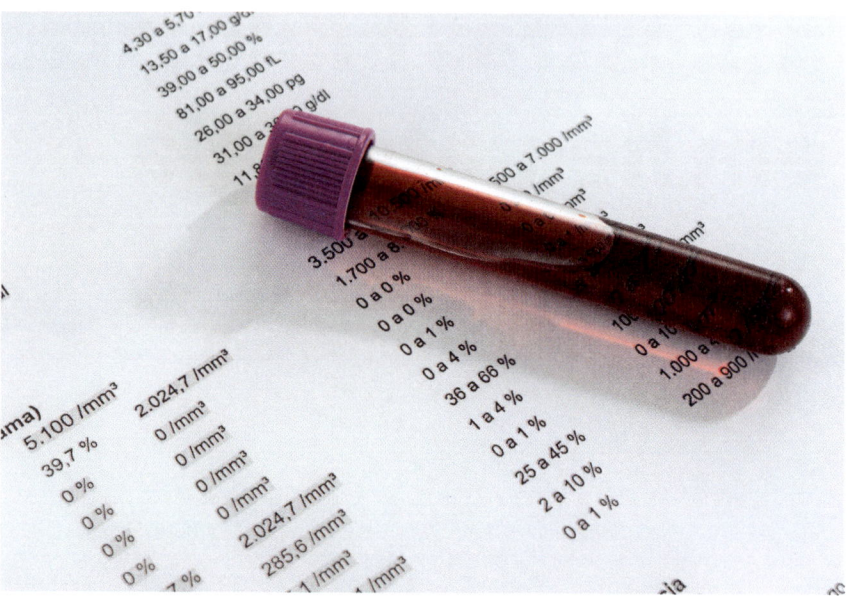

Tubo de coleta EDTA e um hemograma.

Você está chegando ao fascinante mundo da hematologia, no qual o líquido vermelho instiga nossa curiosidade e nos guia pelos mistérios da vida. Pronto para mergulhar nas páginas vermelhas deste capítulo?

HEMATOPOIESE

Chamamos de hematopoiese o processo de produção, desenvolvimento e maturação das células sanguíneas a partir de células-tronco indiferenciadas. O sangue é uma mistura de elementos líquidos, sólidos e gasosos que circula por todo o corpo, transportando oxigênio, nutrientes, hormônios, anticorpos e resíduos. Ele é composto por três tipos principais de células: glóbulos vermelhos, glóbulos brancos e plaquetas (figura 1.1); cada tipo de célula tem uma função específica e uma origem comum, a medula óssea.

Ao longo do desenvolvimento embrionário e fetal, o sangue é formado em diferentes locais; por volta da segunda semana de gestação, as células sanguíneas são formadas na vesícula vitelínica; a partir da quarta à sexta semana de gestação, o fígado fetal assume a função de órgão hematopoiético; e somente na fase medular, que começa na décima primeira semana e se mantém até a vida adulta, a medula óssea passa a ser o principal local de hematopoiese (Cenariu *et al.*, 2021).

Figura 1.1 – Células presentes no sangue

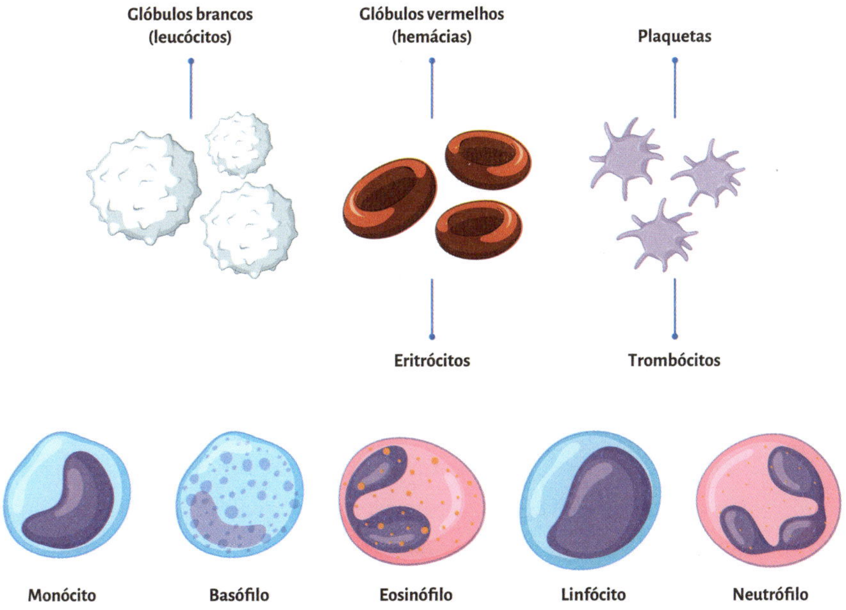

Assim, as células responsáveis pela origem de todas as células sanguíneas são as células-tronco hematopoiéticas. Elas são capazes de se autorrenovar, se diferenciar em células de diferentes linhagens e colonizar a medula óssea para reconstituir o sistema hematopoiético. As células-tronco se dividem em duas grandes categorias: as mieloides e as linfoides (figura 1.2). As células-tronco mieloides dão origem às hemácias, aos granulócitos (neutrófilos, eosinófilos e basófilos), aos monócitos e às plaquetas. As células-tronco linfoides dão origem aos linfócitos B, T e NK (Konieczny; Arranz, 2018).

Figura 1.2 – Desenho da linhagem hematopoiética

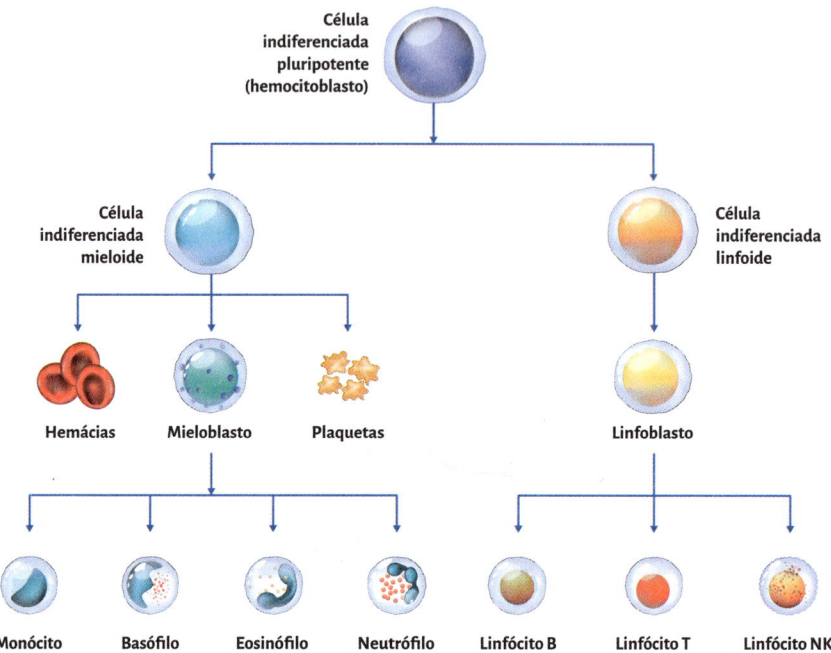

A diferenciação das células-tronco em cada tipo de célula sanguínea envolve uma série de etapas intermediárias, nas quais as células vão adquirindo características morfológicas, bioquímicas e funcionais específicas. Cada etapa é regulada por fatores externos e internos, como hormônios, citocinas, receptores e genes. Os processos de diferenciação das células sanguíneas recebem nomes específicos, de acordo com o tipo celular final: eritropoiese (hemácias), granulocitopoiese (granulócitos), monopoiese (monócitos), linfopoiese (linfócitos) e trombocitopoiese (plaquetas) (Birbrair; Frenette, 2016).

IMPORTANTE

A hematopoiese é um processo dinâmico e contínuo, que visa manter os níveis adequados de células sanguíneas circulantes dentro do corpo. As células sanguíneas têm uma vida útil limitada e precisam ser constantemente renovadas pela hematopoiese. Além disso, a hematopoiese é capaz de se adaptar às demandas fisiológicas e patológicas do organismo, aumentando ou diminuindo a produção de determinados tipos de células, conforme a necessidade. A hematopoiese é, portanto, essencial para a manutenção da homeostase, da imunidade, da coagulação e da termorregulação.

Série vermelha

As hemácias, também chamadas de eritrócitos ou glóbulos vermelhos, são células sanguíneas responsáveis pelo transporte de oxigênio e parte do dióxido de carbono entre os pulmões e os tecidos do corpo. Após o período embrionário e fetal, elas são produzidas em condições normais na medula óssea vermelha, e destruídas no baço, no fígado e em outros órgãos do sistema reticuloendotelial. Em um indivíduo doente, a formação das hemácias poderá ocorrer fora da medula óssea, em casos específicos como anemias hemolíticas e proliferação anormal dos tecidos da medula óssea. Em condições fisiológicas, isto é, dentro dos padrões da normalidade, uma pessoa adulta produzirá em média 200 bilhões de hemácias por dia. Essas novas hemácias produzidas substituirão um número aproximado de hemácias destruídas também diariamente (Zago; Falcão; Pasquini, 2013).

Os eritrócitos apresentam uma morfologia discoidal e bicôncava, que amplia a área superficial e otimiza a troca gasosa. Eles são acarióticos, isto é, não possuem núcleo nem organelas, o que os impede de se multiplicar ou reciclar seus componentes. O citoplasma das hemácias é constituído por hemoglobina, uma proteína que se liga reversivelmente ao oxigênio e ao dióxido de carbono. A hemoglobina é composta por quatro cadeias polipeptídicas, cada uma com uma fração proteica e um grupamento heme, que abriga um átomo de ferro – é esse átomo de ferro que atribui a coloração vermelha aos eritrócitos e ao sangue. As hemácias carregam o oxigênio captado nos alvéolos até as células teciduais, onde ocorre a respiração celular. Nessa etapa, elas soltam o oxigênio e recolhem o dióxido de carbono, que é o resíduo da respiração celular, conduzindo o dióxido de carbono aos pulmões, onde é expelido; contudo, a maior parte do dióxido de carbono é levada pelo plasma, como bicarbonato. São também as hemácias que definem o grupo sanguíneo de um indivíduo, conforme os antígenos em sua superfície (Mesarec *et al.*, 2019).

A formação das hemácias é chamada de eritropoiese e ocorre na medula óssea vermelha, que é encontrada nos ossos chatos, como o esterno, as costelas e a bacia. A eritropoiese é estimulada pela eritropoetina, um hormônio produzido pelos rins em resposta à baixa concentração de oxigênio no sangue. A eritropoiese envolve uma série de etapas, nas quais as células precursoras sofrem modificações morfológicas e bioquímicas até se tornarem hemácias maduras. Essas etapas são: célula indiferenciada pluripotente, célula indiferenciada mieloide, proeritroblasto (pronormoblasto), eritroblasto basófilo, eritroblasto ortocromático (normoblasto), eritroblasto policromático (reticulócito) e eritrócito (hemácia). O reticulócito é a forma imatura da hemácia, que ainda contém alguns resíduos de RNA, já o eritrócito é a forma madura da hemácia, que é liberada na circulação sanguínea (figura 1.3) (Konieczny; Arranz, 2018).

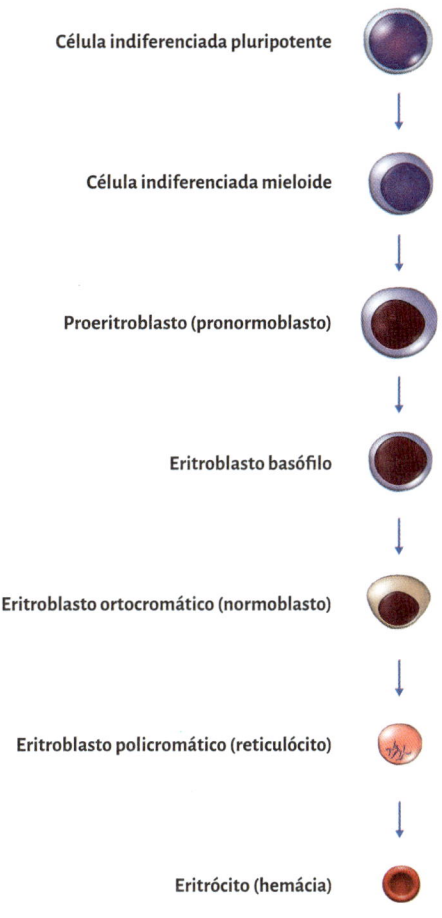

Figura 1.3 – Eritropoiese e linhagem das hemácias

IMPORTANTE

Algumas doenças, como anemia na insuficiência renal crônica e anemia proveniente de tratamento contra o câncer, além de alguns tipos de cirurgias, podem ter indicação clínica de administração de eritropoetina externa, isto é, medicamento produzido a partir da eritropoetina humana recombinante.

As hemácias não "viverão para sempre" em nossa circulação sanguínea. Em condições normais, após 120 dias de circulação, elas são retiradas e destruídas pelo próprio sistema imunológico. Esse processo ocorre principalmente no baço, no fígado e na medula óssea. A maneira como o sistema imunológico reconhece as hemácias mais antigas – e que devem ser eliminadas – é particularmente interessante: as hemácias com baixa atividade metabólica e com hemoglobina oxidada são reconhecidas e metabolizadas. Após o processamento de uma hemácia antiga, seus componentes são decompostos e podem ser aproveitados na síntese de novas células ou excretados por diferentes vias após a metabolização (Zago; Falcão; Pasquini, 2013).

PARA REFLETIR

É possível viver sem o baço? Em pacientes com condições de saúde normais, é, sim, possível viver normalmente após a retirada do baço, porque a destruição das hemácias continuará acontecendo na medula óssea e no fígado. Apenas quando outras doenças impactam esses outros órgãos que "reciclam" as hemácias é que o prejuízo à saúde é comprometedor.

Série branca

As células brancas do nosso organismo, ou leucócitos, são responsáveis pela defesa contra agentes infecciosos e substâncias estranhas. São originárias de células-tronco na medula óssea e classificam-se em dois grandes grupos: leucócitos granulócitos e leucócitos agranulócitos (Tamang; Baral; Paing, 2022).

Os leucócitos granulócitos possuem grânulos em seu citoplasma, e seu núcleo é bilobulado. Os granulócitos podem ser de três tipos: neutrófilos, eosinófilos e basófilos. Os neutrófilos são os mais numerosos e atuam na fagocitose de microrganismos; os eosinófilos participam da resposta alérgica e da defesa contra parasitas; e os basófilos liberam substâncias que intensificam a inflamação no organismo, como a histamina (Tamang; Baral; Paing, 2022).

Já os leucócitos agranulócitos recebem este nome por não possuírem grânulos em seu citoplasma, e seu núcleo é mais arredondado. São divididos em dois tipos: os monócitos e os linfócitos. Ao observar no microscópio, percebemos que os monócitos são células maiores e, por essa razão, realizam um fenômeno conhecido como fagocitose. A fagocitose é um importante mecanismo de defesa que ocorre quando uma célula, no caso o monócito, envolve um agente agressor até que este seja totalmente englobado dentro do monócito e seja digerido via processos de metabolismo celular. Além disso, os monócitos apresentam os agentes agressores para os linfócitos, "avisando-os" que existem agentes agressores para combater (Glenn; Armstrong, 2019).

A defesa celular poderá ocorrer contra partículas estranhas, como bactérias, vírus ou restos celulares. Isso ajuda a proteger o nosso organismo de infecções e doenças. As células fagocitárias, como os monócitos e os neutrófilos, reconhecem e se aproximam das partículas invasoras, envolvem-nas com projeções da sua membrana, formando uma vesícula chamada de fagossomo. Depois, elas fundem o fagossomo com outra vesícula que contém enzimas digestivas, chamada de lisossomo. Assim, elas digerem e eliminam as partículas estranhas dentro da célula. Esse processo é chamado de digestão intracelular (Glenn; Armstrong, 2019).

Os linfócitos, por sua vez, são mais importantes na imunidade específica e podem ser de dois tipos: os linfócitos B e T. Os linfócitos do tipo B produzem anticorpos que neutralizarão os antígenos, enquanto os linfócitos do tipo T destroem as células infectadas ou tumorais e, por essa razão, são chamados de citotóxicos.

Assim como as hemácias, os leucócitos dependem de vários fatores para sua gênese, maturação e liberação na corrente sanguínea. Esses fatores podem incluir a própria demanda do organismo, os estímulos hormonais e as condições da medula óssea. Em geral, os leucócitos granulócitos se formam e amadurecem na medula óssea e são liberados quando necessário.

Os leucócitos agranulócitos se formam na medula óssea, mas podem amadurecer em outros órgãos do sistema linfático, como o timo, o baço e os linfonodos. Eles também são liberados na corrente sanguínea de acordo com a necessidade. A figura 1.4 apresenta a classificação dos leucócitos.

Figura 1.4 – Classificação dos leucócitos (células brancas)

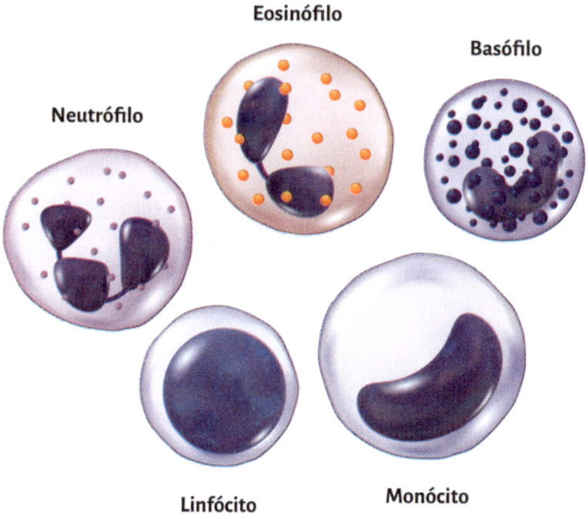

Plaquetas

As plaquetas são células sanguíneas essenciais para a manutenção da integridade dos vasos sanguíneos, o que chamamos de hemostasia. São as plaquetas que atuam no manejo das hemorragias.

Assim como as outras células presentes em nosso sangue – as hemácias e os leucócitos, vistos anteriormente –, as plaquetas originam-se na medula óssea (figura 1.5), a partir de células chamadas megacariócitos. A figura 1.6 apresenta o processo de formação das plaquetas, a trombopoiese. Nesse processo, os megacariócitos fragmentam-se e liberam pequenas partículas, que são os discos que formam as plaquetas (Swieringa *et al.*, 2018).

Figura 1.5 – Células originárias da medula óssea

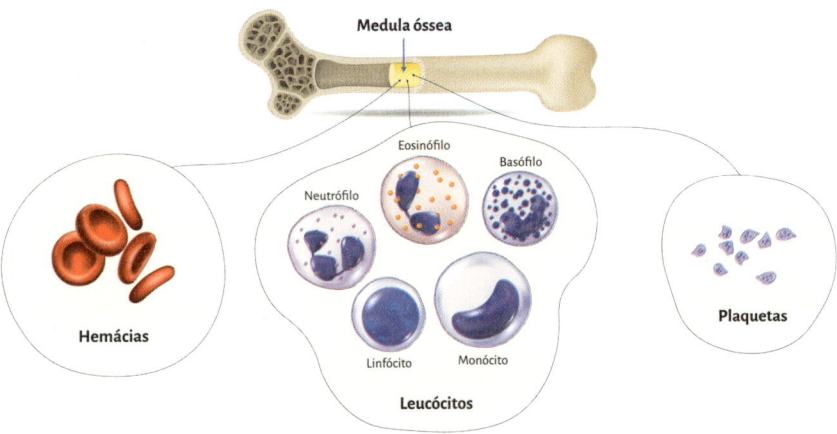

Figura 1.6 – Trombopoiese

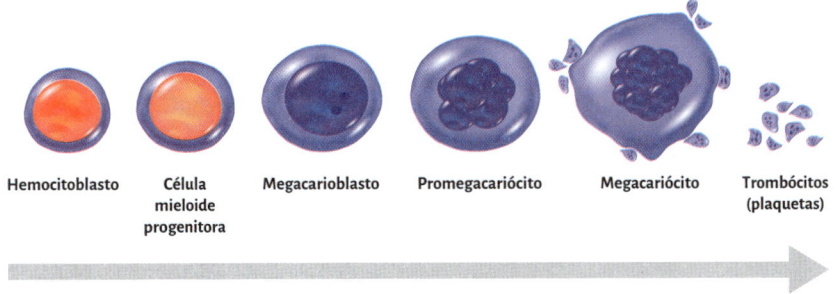

As plaquetas ficam presentes no sangue circulante por cerca de dez dias; após esse período, são removidas pelo baço ou por macrófagos. Quando ocorre uma lesão, as plaquetas circulantes se direcionam para o local do ferimento e desempenham o seu papel na coagulação, promovendo a manutenção da hemostasia (Swieringa *et al*. 2018).

A hemostasia é o processo que mantém o sangue no vaso sanguíneo que foi lesionado, evitando a perda excessiva de sangue ou a formação de coágulos que possam dificultar o fluxo sanguíneo normal (figura 1.7). Ocorre em três etapas principais de maneira orquestrada e rápida, em resposta a uma lesão no vaso sanguíneo: a hemostasia primária, a coagulação (ou hemostasia secundária) e a fibrinólise.

Figura 1.7 – Hemostasia

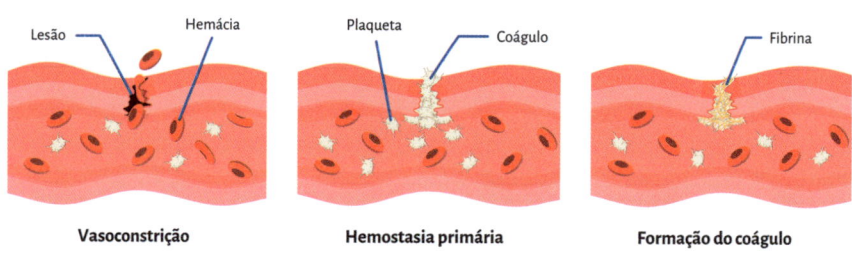

A hemostasia primária consiste na formação de um tampão plaquetário temporário no local da lesão. Essa primeira etapa da hemostasia envolve os seguintes mecanismos e componentes:

- Vasoconstrição: o local em que o vaso sanguíneo se contrai para reduzir o fluxo de sangue e diminuir o sangramento.

- Adesão plaquetária: a ligação das plaquetas ao colágeno exposto na região lesionada do vaso, mediada pelo fator de von Willebrand (vWF), uma proteína plasmática que se liga tanto ao colágeno quanto às plaquetas.

- Ativação plaquetária: a mudança de forma e de função das plaquetas, que passam a liberar substâncias que recrutam e ativam outras plaquetas.

- Agregação plaquetária: a união das plaquetas ativadas entre si, formando um agregado que fecha o orifício da lesão.

A coagulação é a segunda etapa da hemostasia, que consiste na formação de um coágulo de fibrina que reforça e estabiliza o tampão plaquetário. A coagulação envolve as seguintes vias e fatores:

- Via intrínseca: a via que se inicia no próprio sangue, quando o fator XII entra em contato com uma superfície negativa, como o colágeno ou o vidro. O fator XII se ativa e ativa o fator XI, que por sua vez ativa o fator IX, que se associa ao fator VIII e ao cálcio (Ca^{2+}) para formar o complexo tenase, que ativa o fator X.

- Via extrínseca: a via que se inicia nos tecidos, quando o fator VII entra em contato com o fator tecidual (ou tromboplastina), que é liberado pelas células lesionadas. O fator VII se ativa e se associa ao fator tecidual e ao cálcio (Ca^{2+}) para formar o complexo extrínseco, que ativa o fator X.

- Via comum: a via que se inicia com a ativação do fator X, que se associa ao fator V e ao cálcio (Ca^{2+}) para formar o complexo protrombinase, que converte a protrombina em trombina. A trombina, por sua vez, converte o fibrinogênio em fibrina, que se polimeriza e se liga às plaquetas, formando o coágulo. A trombina também ativa o fator XIII, que estabiliza o coágulo; e os fatores VIII e V, que retroalimentam as vias intrínseca e extrínseca, respectivamente.

Já na terceira etapa da hemostasia, a fibrinólise, ocorre a degradação do coágulo de fibrina, restabelecendo o fluxo sanguíneo normal. Os principais mecanismos e componentes são:

- Plasmina: a enzima responsável pela degradação da fibrina em fragmentos solúveis.

- Inibidores da fibrinólise: as substâncias que impedem ou limitam a fibrinólise, evitando a dissolução excessiva do coágulo.

IMPORTANTE

A hemostasia e a coagulação são processos essenciais para a manutenção da integridade dos vasos sanguíneos e a prevenção de hemorragias ou tromboses. Eles envolvem uma série de mecanismos e componentes que atuam de maneira integrada e regulada. Qualquer alteração na hemostasia e na coagulação pode causar sérias complicações, como sangramentos excessivos, coágulos obstrutivos, infartos e derrames.

Quando a contagem de plaquetas é muito alta, acima de 600 mil por microlitro, ocorre a trombocitose, uma condição que aumenta o risco de trombose, ou seja, a formação de coágulos que podem obstruir o fluxo sanguíneo e causar complicações graves, como infarto, derrame e embolia pulmonar. A trombocitose pode ser primária, quando há uma produção excessiva de plaquetas na medula óssea; ou secundária, quando há um aumento de plaquetas em resposta a uma inflamação, infecção, cirurgia, trauma, câncer, entre outras situações. O tratamento da trombocitose depende da causa e do risco de trombose, podendo incluir medicamentos antiplaquetários, ou agentes citorredutores. Ao receber um paciente para coleta no laboratório, é importante perguntar e registrar na ficha se existe o uso contínuo desses medicamentos.

Já quando há diminuição das plaquetas, chamamos de trombocitopenia. O diagnóstico da trombocitopenia é feito por meio de um exame de sangue chamado hemograma, que conta o número de plaquetas por microlitro de sangue. O valor normal varia entre 150 mil e 450 mil plaquetas por microlitro. A trombocitopenia é classificada em leve (100 mil a 150 mil plaquetas por microlitro), moderada (50 mil a 99 mil plaquetas por microlitro) e grave (menos de 50 mil plaquetas por microlitro).

Essa diminuição pode ocorrer mais comumente pela produção insuficiente de plaquetas na medula óssea, por exemplo, em razão de doenças como leucemia, anemia, infecções virais e outras condições que afetem o metabolismo das plaquetas.

Quando as plaquetas estão baixas, podem aparecer sangramentos na pele, nas mucosas, nos órgãos internos ou em outros locais, e o tratamento depende da causa, da gravidade e do risco de sangramento, podendo incluir transfusão de plaquetas, medicamentos e procedimentos médicos.

LEUCEMIAS

Você sabia que existem diferentes tipos de câncer que afetam as células do sangue? Esses cânceres são chamados de leucemias, e se caracterizam pela produção descontrolada de leucócitos, as células de defesa do organismo, na medula óssea. As leucemias podem ser agudas ou crônicas, mieloides ou linfoides, dependendo da velocidade de evolução e da linhagem celular afetada. Elas podem causar sintomas como anemia, infecções, sangramentos e febre, e podem levar a complicações graves, como insuficiência de órgãos, infarto e derrame (Tebbi, 2021).

As leucemias costumam atingir as células do sangue, especialmente os leucócitos, que são as células de defesa do organismo. As leucemias se originam na medula óssea, que é o local de produção das células sanguíneas, e se caracterizam pela proliferação descontrolada de células imaturas ou anormais (figura 1.8), que substituem as células normais e comprometem as funções hematológicas (Tebbi, 2021).

Figura 1.8 – Leucemia

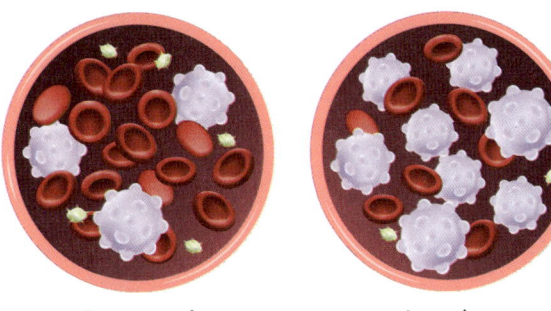

Sangue normal   Leucemia

Tipos de leucemia

Existem vários tipos de leucemias, elas podem ser classificadas de acordo com a linhagem celular afetada (mieloide ou linfoide), o grau de maturidade celular (aguda ou crônica) e as alterações genéticas envolvidas (Tebbi, 2021). O tipo mais comum de leucemia aguda em pacientes adultos é a leucemia mieloide aguda (LMA), que afeta as células da linha mieloide, principalmente os leucócitos granulócitos, e tem como causas exposição à radiação, produtos químicos, quimioterapia, entre outros fatores ainda não muito bem elucidados. Já a leucemia mieloide crônica (LMC) origina de alterações genéticas que resultam em um gene que confere vantagem proliferativa às células leucêmicas.

As leucemias de origem linfoide também podem ser agudas e crônicas. A leucemia linfoide aguda (LLA) é o tipo de leucemia mais comum em crianças e afeta principalmente os linfócitos do tipo B. Sua causa consiste principalmente em fatores genéticos, ambientais e infecciosos. A leucemia linfoide crônica (LLC) é bastante comum em pacientes idosos e tem uma evolução bem lenta e variável. Sua causa ainda não está totalmente elucidada, mas também se considera importante a exposição a fatores externos e fatores genéticos.

Todas as leucemias têm como principal meio de diagnóstico o exame de sangue, exames de medula óssea, imunofenotipagem e citogenética. Os tratamentos dependem do estágio e dos sintomas da doença, que podem incluir quimioterapia, imunoterapia, anticorpos monoclonais, ou transplante de medula óssea.

IMPORTANTE

O papel do técnico em análises clínicas na hematologia é, principalmente, o de identificar alterações nas amostras e confeccionar bons esfregaços sanguíneos em lâminas bem coradas, de modo que as células possam ser muito bem visualizadas e o diagnóstico possa ser feito com segurança.

TÉCNICAS LABORATORIAIS EM HEMATOLOGIA

O exame laboratorial mais solicitado para triagem e diagnóstico de pacientes é o hemograma, também chamado de hemograma completo. Neste exame são avaliadas as células sanguíneas em quantidade e aspectos morfológicos.

Atualmente, a maioria dos laboratórios de análises clínicas utiliza métodos automatizados para a realização dos hemogramas. Os aparelhos automatizados realizam a contagem de células sanguíneas classificando-as em hemácias, leucócitos e plaquetas. Nos mesmos aparelhos, são realizados testes para verificar as características das hemácias, como a quantidade de hemoglobina e o hematócrito, e é com base nesses resultados que se obtêm os índices hematimétricos, como hemoglobina corpuscular média (HCM), concentração da hemoglobina corpuscular média (CHCM) e índice de variação de tamanho das hemácias (RDW). Esses parâmetros possibilitam que o profissional clínico diagnostique e classifique patologias hematológicas como as anemias. Os aparelhos também realizam a contagem total e diferencial dos leucócitos na amostra, além de demonstrarem possíveis alterações na morfologia e grau de maturação dessas células. A contagem de plaquetas também é realizada por aparelhos automatizados. As técnicas laboratoriais manuais são mais utilizadas para confirmação de resultados alterados obtidos em aparelhos ou em laboratórios em que a automação ainda não é realidade.

A seguir, apresentamos as principais técnicas do setor de hematologia, iniciando com a leitura de lâminas de esfregaço sanguíneo devidamente coradas.

Esfregaços sanguíneos

O esfregaço sanguíneo é um procedimento laboratorial que consiste em espalhar uma gota de sangue em uma lâmina de vidro para análise microscópica das células do sangue. Esse teste é útil para contar células, diagnosticar doenças hematológicas, infecciosas e parasitárias (SBPC/ML, 2014).

Para fazer um esfregaço sanguíneo, você precisa de duas lâminas de vidro limpas e identificadas, uma agulha ou lanceta estéril, um antisséptico, um algodão, um anticoagulante (se necessário) e um corante específico que melhor atenda aos critérios de coloração que se deseja observar na amostra (SBPC/ML, 2014).

Para confeccionar a amostra, deve-se aliquotar uma pequena amostra de sangue, cerca de 10 μL (microlitros), preferencialmente de um tubo com EDTA. Colocar uma gota de sangue próximo a uma das extremidades de uma lâmina de vidro, a cerca de 1 ou 2 cm da borda, e usar a outra lâmina como extensora, tocando a gota de sangue com a sua borda em um ângulo de 45° e deslizando-a suave e uniformemente sobre a outra lâmina, em direção oposta à extremidade onde está a gota de sangue, até formar uma fina camada de sangue sobre a lâmina (SBPC/ML, 2014).

Deixar o esfregaço secar ao ar livre, sem tocar ou soprar. Após totalmente seco, realizar a coloração utilizando o corante que atenda às características das células que o analisador deseja observar ao microscópio (SBPC/ML, 2014).

Figura 1.9 – Técnica de esfregaço sanguíneo

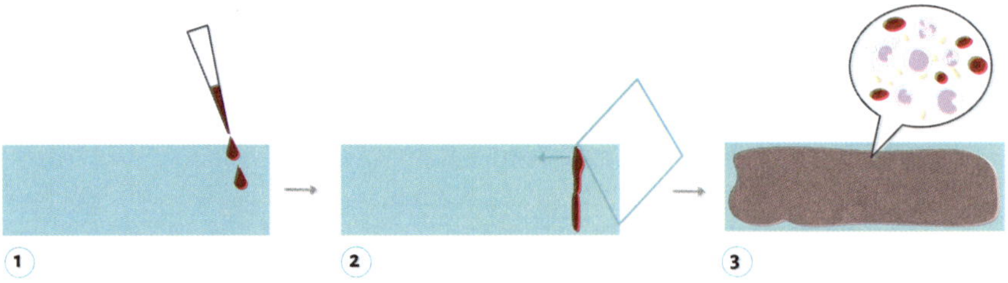

Uma lâmina bem confeccionada apresentará um esfregaço com três regiões: cabeça, corpo e cauda. Na cabeça, que é a região mais próxima de onde a gota de sangue foi depositada, encontram-se quantidades aumentadas de leucócitos; no corpo da lâmina, as células estão distribuídas mais uniformemente; e na porção final da lâmina, a cauda, podem ser visualizados mais monócitos e granulócitos e alguns esferócitos (hemácias com morfologia distorcida) (Bain, 2005).

Figura 1.10 – Lâminas com esfregaços confeccionados

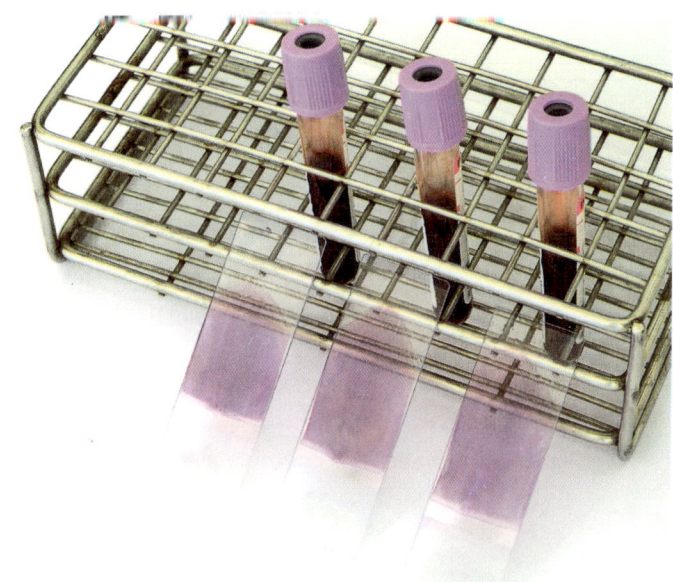

Para a observação da lâmina, deve-se escolher a porção apropriada para análise, lembrando que poderá ocorrer maior aglomeração de células em diferentes porções do esfregaço em decorrência da concentração de amostra por porção.

Coloração e observação microscópica das células sanguíneas

Após a confecção dos esfregaços sanguíneos, estes são corados por meio de soluções de corantes que evidenciem as características morfológicas das células para que possam ser observadas em microscopia óptica.

Os corantes utilizados são misturas de corantes de caráter neutro com propriedades que variam de acordo com o pH da solução em que estão. Os corantes diferenciam os componentes nucleares e citoplasmáticos das células:

- Azul de metileno (coloração azul): é um corante básico que interage com os componentes ácidos presentes nas células e tecidos. As estruturas celulares que se coram com corantes básicos são conhecidas como basófilas, incluindo a heterocromatina, nucléolo, RNA ribossômico e matriz extracelular da cartilagem.

- Eosina (coloração em tons de vermelho ou rosa): é um corante ácido que interage com os constituintes básicos das células e tecidos. Quando combinada com corantes básicos como o azul de metileno, ela colore citoplasma, filamentos citoplasmáticos e fibras extracelulares (estruturas acidófilas ou eosinófilas).

Os corantes mais utilizados na hematologia são May-Grunwald-Giemsa, Leishman e Wright. Os dois últimos apresentam a vantagem de serem apenas uma solução; eles são essencialmente iguais, compostos por eosina amarelada e derivados de oxidados de azul de metileno.

Depois de fazer a coloração, examina-se o esfregaço sanguíneo com objetiva de imersão, fazendo a contagem diferencial de 100 leucócitos; em seguida faz-se a análise da morfologia das hemácias, verificando se existem alterações patológicas.

Figura 1.11 – Visualização da lâmina de esfregaço sanguíneo corada

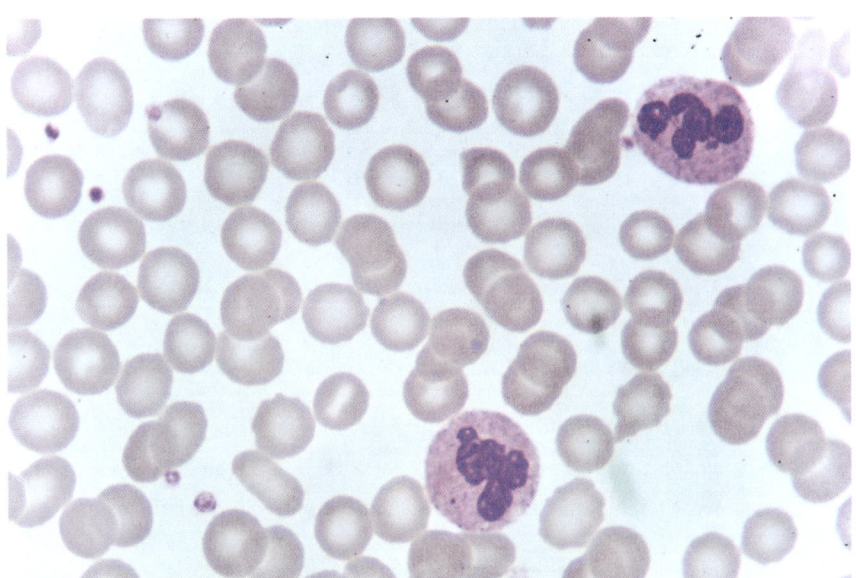

Contagem de reticulócitos

A contagem de reticulócitos circulantes no sangue periférico é um exame utilizado para avaliar a capacidade da medula óssea em produzir hemácias. Esse exame normalmente é solicitado quando há perda sanguínea ou destruição excessiva de hemácias. Os reticulócitos são caracterizados por serem hemácias ainda não totalmente maduras e, portanto, apresentarem material genético disperso no citoplasma. Em condições normais, as amostras apresentam entre 0,5% e 2% de reticulócitos no sangue periférico, e o aumento dessa relação pode ser relacionado com a clínica e demais dados laboratoriais do paciente e auxiliar nos diagnósticos.

Para a contagem dos reticulócitos, antes da realização do esfregaço sanguíneo, é adicionado na amostra um corante específico que cora o RNA, como o azul de cresil brilhante. Após o tempo de incubação, é feito o esfregaço sanguíneo, que é corado com o corante hematológico usado na rotina do laboratório.

A lâmina é observada em microscopia óptica (figura 1.12), estabelecendo-se a porcentagem de reticulócitos em relação às hemácias.

Figura 1.12 – Lâmina para contagem de reticulócitos

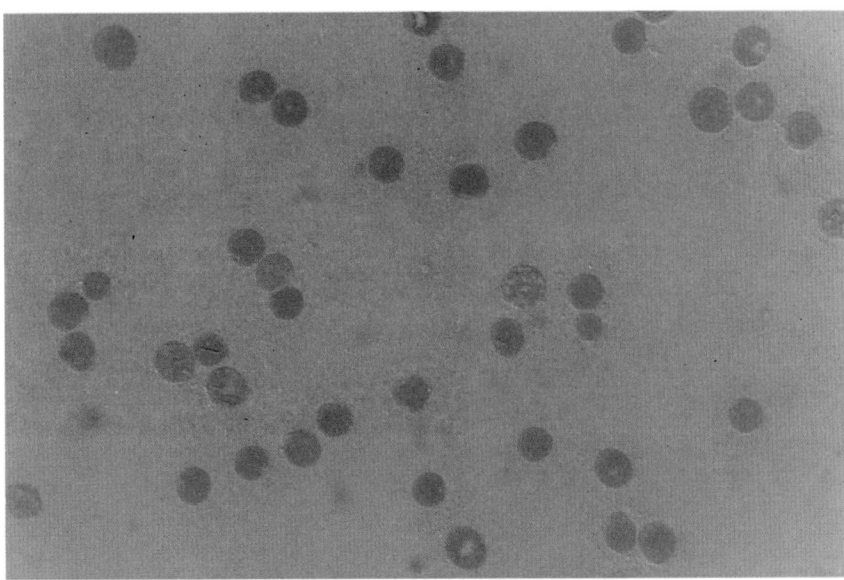

Velocidade de hemossedimentação

O exame que verifica a velocidade de hemossedimentação (VHS) é muito importante no setor da hematologia. Ele é um teste laboratorial que mede a velocidade (em unidade de tempo) com que os glóbulos vermelhos (eritrócitos) se depositam no fundo de um tubo de ensaio após uma hora. Esse exame é usado para detectar e monitorar processos inflamatórios ou infecciosos no organismo, pois, quando há uma inflamação, as proteínas do plasma sanguíneo alteram a viscosidade do sangue e fazem com que os eritrócitos se agrupem e sedimentem mais rápido.

Para realizar o exame de VHS, é necessário coletar uma amostra de sangue venoso do paciente em um tubo apropriado (figura 1.13) contendo um anticoagulante na proporção adequada para esse exame (comumente utilizado o citrato de sódio na proporção de quatro partes de sangue para uma parte de anticoagulante). Em seguida, o tubo é colocado em um suporte vertical, e é medido o quanto a amostra sedimenta por unidade de tempo. O resultado é expresso em milímetros por hora (mm/h), visualizado na primeira e na segunda hora (Moreira *et al.*, 2021).

Figura 1.13 – Exame de velocidade de hemossedimentação

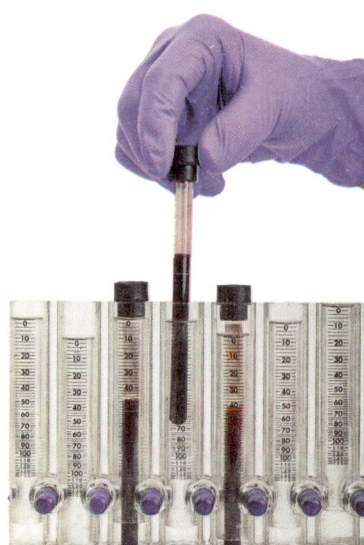

O resultado desse exame pode sofrer influência de fatores relacionados à fase pré-analítica (coleta, jejum, por exemplo) ou condições próprias do paciente (como níveis de colesterol). No entanto, é um exame amplamente utilizado, e o profissional solicitante deve levar em consideração também a idade e o sexo do paciente.

Provas de coagulação

Em hematologia, existem exames que avaliam a capacidade do sangue de formar coágulos e impedir hemorragias. Eles são normalmente solicitados para acompanhamento de doenças ou condições que afetam a coagulação, como hemofilia, trombose, anemia ou leucemia.

Conforme Zago, Falcão e Pasquini (2013), os testes mais comumente solicitados na rotina do laboratório de análises clínicas são:

- Tempo de sangramento: verifica o tempo que o sangue leva para parar de fluir após um pequeno corte na pele, feito com uma lanceta estéril, avaliando a função das plaquetas no processo de coagulação. O método mais comum deste exame é conhecido como método de Duke.

- Tempo de protrombina (TP): avalia o tempo que um coágulo sanguíneo leva para ser formado após a adição de um reagente à base de tromboplastina tecidual em plasma com citrato. O tempo é calculado em segundos do início da adição dos reagentes até a formação do coágulo. Este exame verifica a via extrínseca da coagulação e é importante na avaliação do tratamento com medicamentos anticoagulantes.

- Tempo de tromboplastina parcial ativada (TTPa): é o tempo necessário para a coagulação do plasma na presença de determinadas substâncias utilizadas para este teste, como a tromboplastina parcial ou cefalina. Um resultado de TTPa aumentado indica a deficiência de fatores de coagulação, ocorrendo principalmente em pacientes com hemofilia, doenças hepáticas e durante o uso de medicamentos anticoagulantes.

- Fibrinogênio: é uma proteína produzida no fígado que atua no processo de coagulação. Para avaliação deste exame, é usada a determinação do fibrinogênio no plasma. Em razão de seu importante papel na defesa do organismo, a avaliação dos níveis de fibrinogênio no sangue correlaciona-se com os resultados das respostas inflamatórias do indivíduo.

- D-dímero: é um marcador biológico que indica alterações no processo de coagulação. Sua presença no sangue significa que houve a degradação da fibrina (proteína envolvida na formação de coágulos). Quando a cascata de coagulação é ativada, a fibrina é produzida e, posteriormente, degradada em fragmentos menores, incluindo os D-dímeros. Em geral, este exame é solicitado para avaliar o risco de trombose e tromboembolismo pulmonar.

Os resultados das provas de coagulação podem sofrer interferência de diferentes fatores, como alimentação, uso de medicamentos, hidratação, atividade física e gestação. Para a realização desses procedimentos, o técnico em análises clínicas deve observar as normas técnicas e os protocolos de cada laboratório, especialmente a proporção de amostra em relação aos aditivos dos tubos em que o sangue é coletado.

Os resultados devem ser interpretados pelo profissional solicitante de acordo com os valores de referências, avaliação clínica e particularidades de cada paciente.

ARREMATANDO AS IDEIAS

Neste capítulo, vimos os componentes essenciais do sangue, os exames hematológicos, as colorações e a técnica de esfregaço sanguíneo.

O sangue é composto por células e plasma. As hemácias (ou glóbulos vermelhos) transportam oxigênio, enquanto os leucócitos (glóbulos brancos) desempenham um importante papel no sistema imunológico. Esses exames são ferramentas essenciais para diagnosticar condições como anemias, infecções e distúrbios hematológicos.

As colorações permitem visualizar as células sanguíneas com maior clareza. Elas realçam características específicas, auxiliando na identificação de anormalidades. O esfregaço sanguíneo consiste em espalhar uma fina camada de sangue sobre uma lâmina de microscopia e, após a coloração, analisá-la sob o microscópio. O processo envolve cuidados, como evitar pressão excessiva e garantir que a película de sangue seja uniforme. Um bom esfregaço é essencial para resultados confiáveis. Agora você já sabe que o hemograma completo avalia todas as células do sangue e não o organismo inteiro.

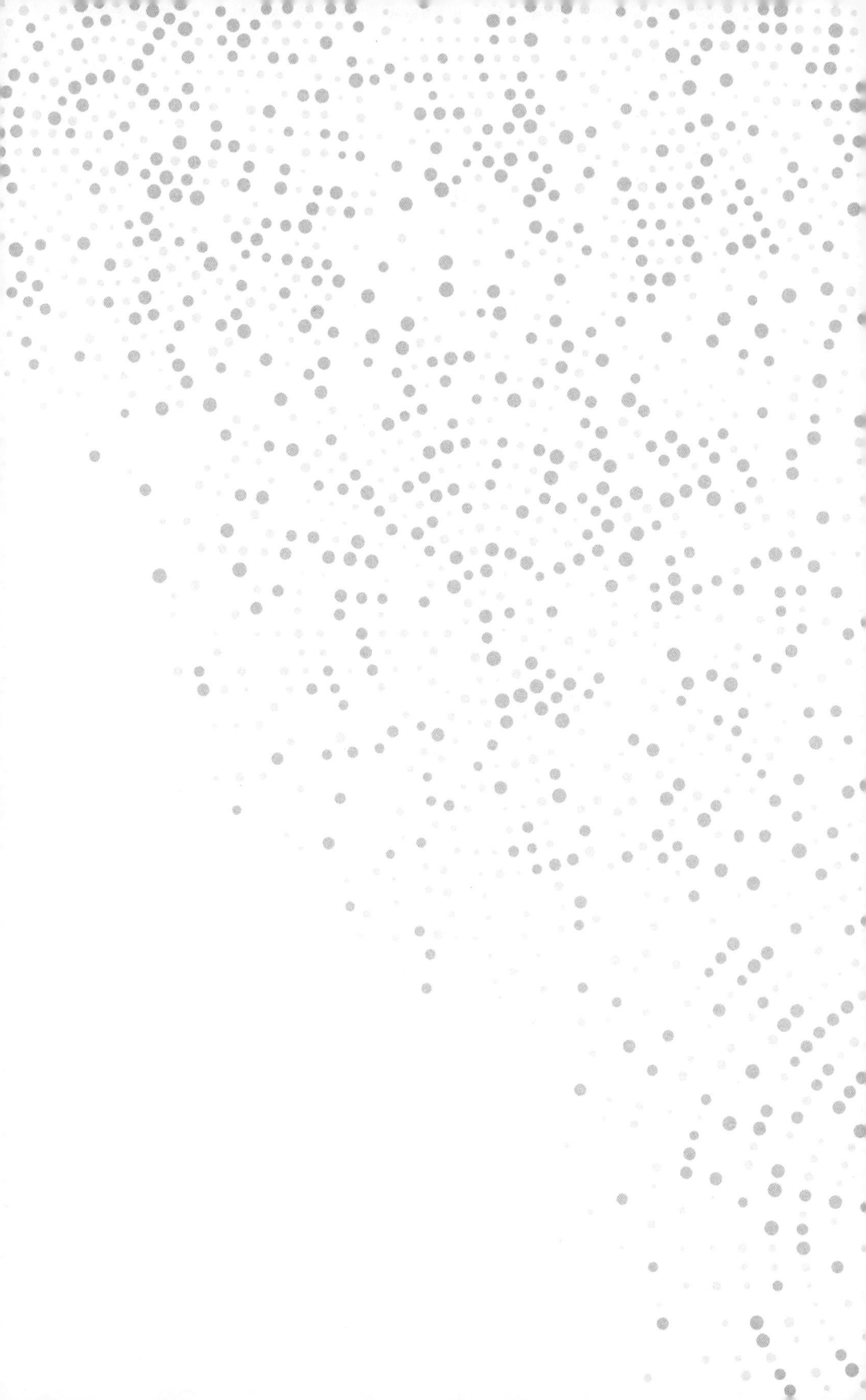

CAPÍTULO 2

Processamento de amostras biológicas em imunologia

Você já deve ter assistido a filmes em que os protagonistas apresentam alguma doença imunológica, não é?

Nessas doenças, o sistema imune não tem um funcionamento adequado, deixando de cumprir sua função protetora. Alguns filmes mostram personagens em isolamento para impedir o contato com agentes externos e minimizar o desenvolvimento de patologias, pois, em razão da diminuída ação do sistema imune, eles estão suscetíveis a diversas infecções. Outros filmes apresentam a necessidade da imunossupressão para que se realize o transplante de medula óssea durante o tratamento de alguns tipos de câncer.

Há ainda produções que mostram pessoas com o sistema imune super-reativo, seja desenvolvendo alergias ou doenças autoimunes. Nos casos de alergias, a pessoa precisa evitar o contato com o(s) agente(s) alergênico(s). Já nas doenças autoimunes, o sistema encontra-se em desarranjo, reagindo contra células do próprio indivíduo, que deve suprimir sua hiperatividade para combater os efeitos da doença.

Você já pensou em como o sistema imune funciona? Por que algumas vezes ele responde muito bem e, outras, permite que doenças nos acometam? E quando a causa da doença é a reação do sistema imune? Como são feitos os diagnósticos das doenças imunológicas? Como saber se um indivíduo está contaminado por um patógeno por meio de testes imunológicos?

Ao longo deste capítulo, mergulharemos no universo da imunologia e dos testes que têm como princípio as respostas imunes. Vamos descobrir que usamos a imunologia para o diagnóstico de diversas doenças, e não só para as doenças imunológicas.

Sugestões de filmes

A seguir, sugerimos alguns filmes que têm como enredo assuntos relacionados ao tema deste capítulo.

- DEPOIS DO UNIVERSO. Direção: Diego Freitas. Produção: Luciano Reck, André Carreira. Brasil: Netflix, 2022. Filme (127 min).

- EU SOU A LENDA. Direção: Francis Lawrence. Produção: Akiva Goldsman, David Heyman, James Lassiter, Neal H. Moritz. Estados Unidos: Warner Bros. Pictures, 2007. Filme (100 min).

- JIMMY BOLHA. Direção: Blair Hayes. Produção: Beau Flynn. Estados Unidos: Buena Vista Pictures, 2001. Filme (84 min).

SISTEMA IMUNE

Sistema imune, sistema imunológico ou sistema de defesa são os termos usados para nomear a parte do nosso organismo que nos defende de agentes possivelmente nocivos. O sistema imune é dotado de células e de mecanismos denominados resposta imune, que reage contra agentes patogênicos e que também pode reagir contra substâncias não infecciosas, como substâncias ambientais, células tumorais e componentes do próprio organismo. Esse sistema, quando em desequilíbrio, pode apresentar respostas exacerbadas ao agente externo ou até mesmo responder contra as próprias células do organismo do indivíduo, como acontece nas alergias e doenças autoimunes.

Você já conheceu as células do sistema imune no capítulo de hematologia, os leucócitos. Eles são as principais células de defesa que compõem o sistema imune. A pele e as mucosas são a primeira linha de imunidade, constituem uma barreira física que, quando íntegra, impede a entrada de agressores. Alguns microrganismos comumente não causam agressão em determinados tecidos, porém, se a integridade do tecido é rompida ou se o microrganismo alcança outro tecido/região, infecções e por consequência inflamações podem ocorrer (Rocha, 2014). Os agentes agressores produzem substâncias que atraem os leucócitos para o tecido lesionado, processo de quimiotaxia, ativando a resposta imune. O antígeno (Ag) é o nome genérico atribuído às moléculas capazes de ativar o sistema imune.

Células do sistema imune

Conforme vimos no capítulo anterior, o sangue circulante em nossos vasos sanguíneos é composto por plasma e por células (leucócitos, hemácias e plaquetas). Os leucócitos participam ativamente do sistema imune e podem, a princípio, ser comparados a um exército com capacidade de se especializar para um combate específico. Essas células são "pré-treinadas" e estão ávidas para finalizar o treinamento segundo a orientação do tecido lesionado.

Resposta imune inata e adaptativa

Os organismos apresentam dois tipos de resposta imune: a inata e a adaptativa. A resposta imune inata é a resposta mais rápida e inespecífica, é a primeira ação que o organismo apresenta para combater o agente agressor. Além das barreiras físicas, ela é composta pelas células *natural killer* (NK), células fagocitárias e proteínas do complemento. Na região recém-lesionada, ocorre a migração de células na tentativa de cessar a progressão da agressão (Barcelos; Aquino, 2018).

A resposta imune adaptativa é mais específica e mediada por linfócitos T e B e por anticorpos (Ac). Os linfócitos iniciam a ação de combate à infecção após, em média, 48 horas da lesão. Existem dois tipos de imunidade adaptativa, a imunidade humoral e a celular, que são respectivamente direcionadas a agentes agressores extracelulares e intracelulares. A imunidade humoral acontece com a participação dos anticorpos que, ao serem secretados nos espaços extracelulares, se ligam aos microrganismos impedindo a invasão de tecidos e sinalizando para que as células fagocitárias exerçam sua função. Os anticorpos também podem se ligar a toxinas, inativando-as (Barcelos; Aquino, 2018). Já a imunidade celular é mediada por linfócitos T, e é importante na defesa contra microrganismos intracelulares. A ação do linfócito T pode ocorrer por meio da ativação de fagócitos para a destruição de microrganismos interiorizados em vesículas intracelulares ou pela ativação da morte de células que abrigam microrganismos infecciosos no citoplasma ou no núcleo.

Tipos de imunoglobulinas

Os anticorpos (Ac) são tipos específicos de proteínas, as imunoglobulinas (Ig). Elas são compostas por moléculas glicoproteicas responsáveis por se ligarem a antígenos e aumentarem as respostas imunológicas. Os linfócitos B são as células responsáveis pela produção dos anticorpos.

Quando ligados ao agente agressor, os anticorpos funcionam como sinalizadores para que as células fagocitárias eliminem esse agente. Já as toxinas (antígenos livres) são inativadas ao se ligarem a anticorpos.

A estrutura molecular dos anticorpos está representada na figura 2.1. Observe que a estrutura apresenta semelhança com a letra Y e composição espelhada, ou seja, o lado direito da molécula é semelhante ao esquerdo (Galdeano; Granato, 2020). A estrutura do anticorpo é formada pela cadeia leve e cadeia pesada, e pode ser dividida em região constante (Fc) e região variável (Fab).

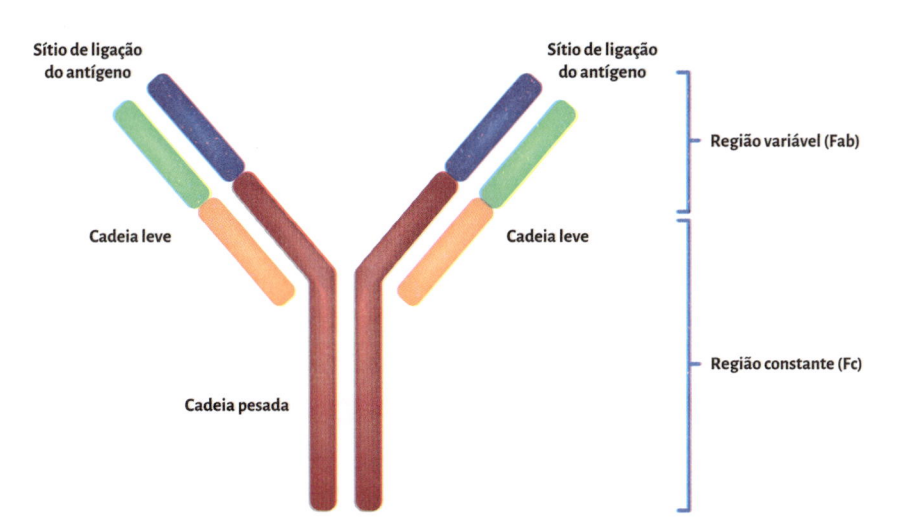

Figura 2.1 – Estrutura molecular do anticorpo

As porções externas das regiões Fab são regiões extremamente variáveis nas quais acontece o reconhecimento dos diferentes tipos de antígenos. As demais regiões do anticorpo são denominadas constantes, pois variam apenas segundo a classe de anticorpo em que se classificam e não são locais de reconhecimento de antígenos.

Os anticorpos podem reconhecer apenas uma porção do antígeno, a região que é reconhecida é denominada de epítopo ou determinante antigênico. Os anticorpos são classificados em subtipos de acordo com a composição da cadeia pesada: IgA, IgD, IgE, IgG e IgM. Essas classes de imunoglobulinas apresentam propriedades biológicas que se diferem, e suas principais características estão expostas a seguir (Galdeano; Granato, 2020).

Imunoglobulina A (IgA)

É responsável pela imunidade das mucosas e está presente em secreções como colostro, saliva, trato respiratório, urinário, genital e gastrointestinal. A IgA pode se apresentar na forma de monômero, dímero ou trímero (ligados entre si pela porção Fc), atua neutralizando toxinas e se aglutina ao se ligar ao antígeno.

Imunoglobulina D (IgD)

Ainda não tem sua função completamente descrita, embora se saiba que é responsável pela recepção de células B inativas e se apresenta na forma de monômero. É encontrada nas membranas dos linfócitos imaturos.

Imunoglobulina E (IgE)

Apresenta-se como monômero e responde à hipersensibilidade imediata. Confere imunidade aos parasitas (verminoses e protozooses) e é envolvida nos processos alérgicos. É encontrada na superfície de basófilos e mastócitos.

Imunoglobulina G (IgG)

Principal efetora no combate a antígenos na imunidade adaptativa descrita como monômero, é a imunoglobulina mais abundante no sangue humano, muito importante nos processos inflamatórios por neutralizar toxinas lançadas pelos agentes externos. Os complexos formados entre IgG e antígeno são insolúveis e formam precipitado, o que biologicamente facilita a fagocitose. A IgG consegue atravessar a placenta, possibilitando a transferência de imunidade da mãe para o feto.

Imunoglobulina M (IgM)

É um pentâmero que ativa o sistema complemento e consegue se ligar a uma maior quantidade de antígenos. Encontrada no meio extravascular, é a primeira imunoglobulina a ser produzida nas infecções, tem função de ativar o sistema complemento e neutralizar toxinas. Níveis altos de IgM são indicativos de infecção recente.

Esses conhecimentos serão utilizados mais adiante, quando falarmos de imunodiagnóstico.

Sistema complemento

Em adição aos mecanismos já expostos, durante a resposta imune acontece a ativação do sistema complemento para a efetividade da resposta imune contra infecções iniciais. O complemento é um sistema de proteínas plasmáticas que é ativado pelo próprio agressor ou por anticorpos que se ligam ao agressor.

As proteínas do sistema complemento são denominadas C1, C2, C3, C4, C5, C6, C7, C8 e C9. Essas proteínas são clivadas por enzimas específicas e se ligam à superfície do agressor ativando a clivagem de outros componentes do sistema complemento em uma cascata, marcando os agressores e promovendo a fagocitose e a destruição de patógenos pelos fagócitos (Voltarelli *et al.*, 2008).

Além disso, há a montagem de um complexo que ataca as membranas dos patógenos e culmina na lise deles. A atividade dos componentes do complemento é modulada por um sistema de proteínas regulatórias que previnem dano tecidual.

Imunidade ativa e passiva

O desenvolvimento da imunidade pode acontecer de forma ativa ou passiva. Na maioria das vezes, os indivíduos são imunizados de forma ativa por meio de contato com patógenos, por infecções ou pela vacinação, desenvolvendo assim resistência a futuras infecções pelo mesmo agente.

Já na forma passiva, o indivíduo recebe anticorpos ou células de outro indivíduo já imune ao patógeno e se torna capaz de combater o patógeno pelo tempo que durarem as moléculas recebidas. O objetivo é que o receptor tenha resposta imune até que seja capaz de desenvolver imunidade ativa. O leite materno e os soros contra picadas de animais peçonhentos são exemplos de imunidades passivas.

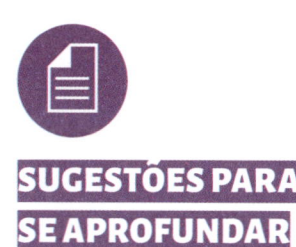

SUGESTÕES PARA SE APROFUNDAR

A imunidade está intimamente relacionada à vacinação. No Brasil, existe o Programa Nacional de Imunizações, você o conhece? Sabia que existem diversas vacinas oferecidas gratuitamente para a população? Acesse o portal do Ministério da Saúde e conheça mais sobre esse importante programa:

Disponível em: https://www.gov.br/saude/pt-br/acesso-a-informacao/acoes-e-programas/pni
Acesso em: 19 jun. 2024.

E, por falar em vacina, sugerimos a leitura do artigo "Inovações da imunização: a biotecnologia das vacinas, uma revisão bibliográfica", de Ana Flávia O. S. Soares *et al.* (2023), para aprender um pouco mais sobre as tecnologias envolvidas no desenvolvimento das vacinas:

Disponível em: https://revista.uniandrade.br/index.php/IC/article/view/2730/1754
Acesso em: 19 jun. 2024.

Memória imunológica

A imunidade adaptativa é capaz de gerar memória imunológica; isso significa que o sistema imune responde de maneira mais rápida, ampla e eficaz quando a exposição ao patógeno é repetida. Os linfócitos de memória são gerados após exposição primária a um antígeno, e quanto maior for a repetição da exposição, maior será a produção de linfócitos de memória. Eles permanecem no organismo por longo período, conferindo proteção duradoura contra infecções.

DESORDENS IMUNOLÓGICAS

Hipersensibilidade/alergias

As reações de hipersensibilidade, comumente chamadas de alergias, são caracterizadas pela reação anormal ou descontrolada do sistema imune a antígenos estranhos, como se houvesse uma tempestade imunológica sem real necessidade de combate a agressores. Nessas reações, há a produção de IgE e a liberação de mediadores que aumentam a permeabilidade vascular e dilatam os vasos sanguíneos, além de causar contração da musculatura lisa brônquica e induzir o processo inflamatório. Facilmente se notam essas alterações nos processos alérgicos com o aparecimento de sinais e sintomas como tosse, aperto e chiado no peito e falta de ar, que podem evoluir para casos mais graves de anafilaxia com risco de morte.

O diagnóstico e o monitoramento das hipersensibilidades podem ser feitos por exames laboratoriais como o hemograma, no qual verifica-se aumento do número de eosinófilos em momentos de crise e da dosagem de IgE total. É possível definir os agentes desencadeantes de hipersensibilidade pela dosagem IgE específica, que aumenta em indivíduos alérgicos.

Tolerância imunológica e doenças autoimunes

O sistema imune é dotado de uma capacidade extraordinária de diferenciar o que é estranho do que é próprio do organismo, gerando defesa apenas ao que é estranho. Essa tolerância imunológica é salutar para a manutenção dos microrganismos comensais e dos fetos durante as gestações.

Há patologias em que a tolerância imunológica não é mantida e a autoimunidade é observada. Essas patologias são as chamadas doenças autoimunes, que podem ser órgão-específicas, afetando um ou poucos órgãos, ou sistêmicas, com lesão tecidual e manifestação clínica generalizada.

Artrite reumatoide, lúpus eritematoso sistêmico, doença celíaca, doença de Crohn, esclerose múltipla, espondilite anquilosante, diabetes tipo 1, psoríase, tireoidite de Hashimoto, alopecia areata e vitiligo são exemplos de doenças autoimunes (Rocha, 2014).

Imunodepressão e imunossupressão

Os termos imunodepressão e imunossupressão são utilizados para classificar o estado do sistema imune, que pode estar com suas atividades reduzidas ou eficiência prejudicada – os termos são diferenciados pela causa dessa condição. A imunodepressão acontece quando, por condições orgânicas do indivíduo, o sistema imune tem suas funções prejudicadas, como no caso de doenças, desnutrição ou até efeitos colaterais de medicamentos. Já na imunossupressão, a alteração do estado imunológico é intencional pelo uso de medicamentos para tratar doenças autoimunes ou para evitar a rejeição de órgãos transplantados.

IMPORTANTE

Com o incremento do desenvolvimento farmacêutico e da biotecnologia, novas opções terapêuticas para o tratamento de distúrbios imunológicos estão disponíveis; entre elas, destacam-se os imunomoduladores.

Os imunomoduladores são medicamentos alvo-específicos que atuam em substâncias direcionadas, interferindo diretamente no processo causador das doenças autoimunes. Para cada tipo de doença autoimune, há um imunomodulador específico, possibilitando melhor prognóstico e qualidade de vida ao paciente.

TÉCNICAS LABORATORIAIS EM IMUNOLOGIA

Os conceitos sobre imunologia apresentados neste capítulo embasam o entendimento de diversos testes laboratoriais, sobretudo a ligação antígeno e anticorpo. A seguir, serão relatados os principais métodos analíticos que utilizam a imunologia como princípio, além dos testes usuais em análises clínicas.

Os resultados dos testes imunológicos são frequentemente expressos em títulos, como 1:2, 1:4 e 1:8. Os títulos representam a maior diluição em que o teste ainda é positivo. Por exemplo, um título de 1:2 significa que a amostra foi diluída duas vezes e ainda permanece reagente. Assim, quando observamos uma diluição 1:8, entendemos que há uma parte de amostra para oito partes de volume final, por exemplo, 1 µL de amostra mais 7 µL de solução salina somam 8 µL final; da mesma maneira, 1:64 significa que temos a proporção de 1 µL da amostra para 63 µL de solução salina, somando 64 µL de volume final. A diluição seriada, que consiste em dobrar o volume final de uma alíquota da diluição anterior, é feita em múltiplos passos, o que permite encontrar o ponto exato em que o teste permanece reagente. O valor do título é o número da última diluição reagente. Quanto maior o título, maior a concentração de anticorpos na amostra. Lembre-se: é fundamental entender a diluição seriada antes de interpretar os resultados dos testes.

Em análises imunológicas, utilizamos esse método da diluição seriada. Assim, partindo de uma amostra pura (1:1), dilui-se para o dobro do volume com solução salina, obtendo uma diluição 1:2. Desta, pega-se uma alíquota e dobra-se o volume, obtendo a diluição 1:4, e assim sucessivamente – em análises imunológicas, normalmente se titula até 1:1 024, se necessário. Os ensaios se iniciam com a amostra pura; obtendo-se resultado positivo/reagente, faz-se a diluição seriada e verifica-se até qual título a amostra continua com resultado positivo/reagente. A diluição da amostra que permaneceu reagente/positiva é a expressa no laudo.

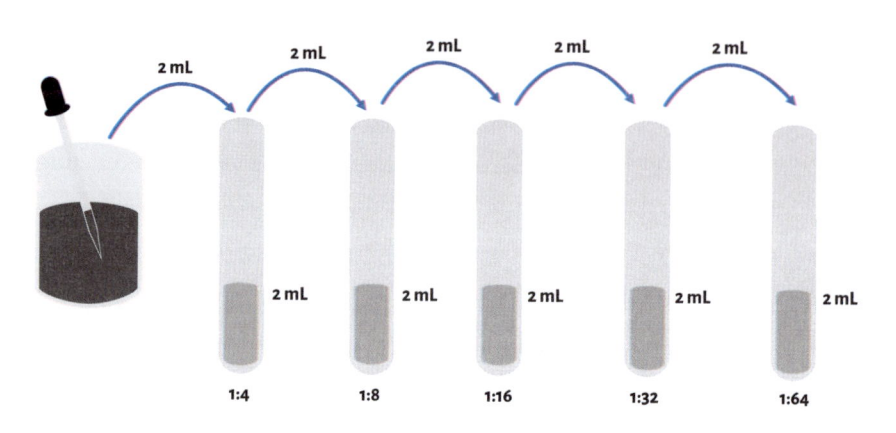

Figura 2.2 – Diluição seriada

Precipitação (precipitina)

Na técnica de precipitação, o antígeno solúvel interage com o anticorpo (IgG ou IgM), gerando um complexo insolúvel que se precipita e forma um corpo de fundo no frasco de reação (Voltarelli *et al.*, 2008). A aplicação dessa técnica é limitada, pois apresenta baixa sensibilidade, uma vez que, para que a precipitação seja observada, é necessário haver altas quantidades de antígeno e anticorpo. Essa técnica é utilizada para a detecção de anticorpos em paciente com suspeita de infecção fúngica ou meningite piogênica.

Aglutinação

O objetivo da aglutinação é identificar a presença de antígeno ou de anticorpo. O reagente é composto de uma combinação do Ag ou do Ac específico com uma pequena partícula de látex (Scutti, 2016). Comercialmente, por exemplo, encontramos kits para análises qualitativas e semiquantitativas da proteína C reativa (PCR) e de antígeno treponêmico.

Nos testes semiquantitativos para PCR, o reagente contém partículas de látex envoltas por anticorpos anti-PCR. Esse reagente é colocado em contato com o soro a ser analisado; se este apresentar aumento na quantidade de PCR, acontecerá a aglutinação das partículas, que poderá ser observada em fundo escuro. A amostra é diluída, e o resultado, expresso em título.

A determinação de antígeno não treponêmico (VDRL) é uma triagem para o diagnóstico de sífilis. Quando a amostra é reagente, são necessários outros exames para a confirmação do diagnóstico, contudo, para pacientes em tratamento para sífilis, a titulação do exame permite o acompanhamento da evolução do tratamento. O reagente para a análise semiquantitativa de VDRL contém partículas de látex envoltas por antígeno não treponêmico (antígeno presente no *Treponema pallidum*, microrganismo causador da sífilis). Essas partículas, ao entrar em contato com a amostra positiva (soro, plasma ou líquido cefalorraquidiano), geram aglutinação (especificamente floculação), que pode ser observada em microscópio óptico. A reação deve ser realizada em placa de Kline, conforme figura 2.3.

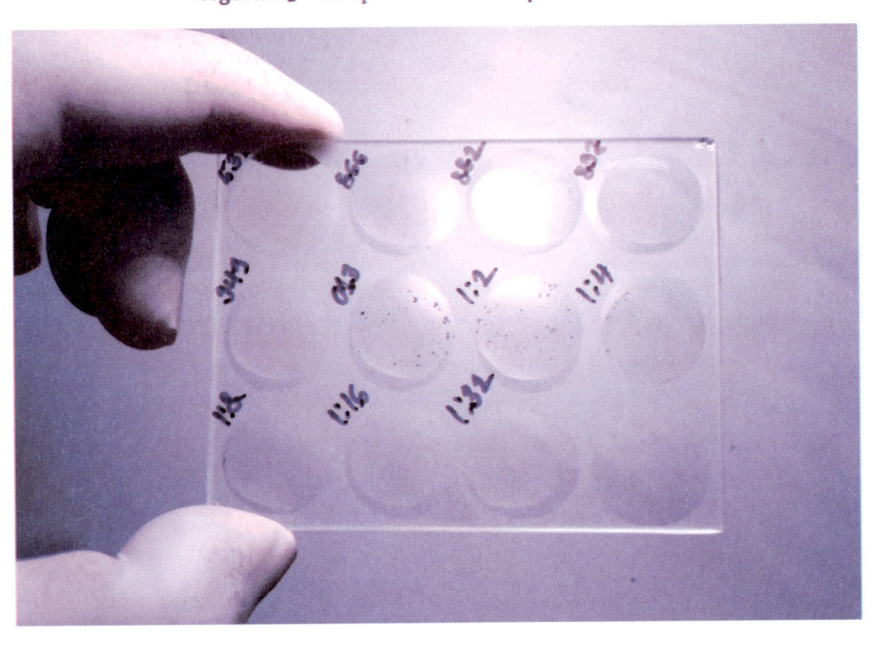

Figura 2.3 – Reação de VDRL em placa de Kline

Hemaglutinação

Na membrana plasmática da hemácia, tem-se a expressão de proteínas que definem o grupo sanguíneo do indivíduo. Essas proteínas são expressas geneticamente, formando uma grande variedade de grupos sanguíneos – os mais comuns são o grupo ABO e a proteína D (fator Rh).

No grupo ABO, o indivíduo que expressa a proteína A é classificado como tipo A, o indivíduo que expressa a proteína B, como tipo B, e quando ocorre a expressão de ambas, tipo AB. Quando o indivíduo não expressa nem A nem B, ele é classificado como tipo O. Já o fator Rh representa a expressão de uma única proteína, a proteína D. Assim, o indivíduo pode expressar ou não a proteína, sendo classificado como Rh positivo ou negativo, respectivamente. Há ainda indivíduos em que a expressão da proteína D ocorre em menor quantidade; eles são classificados como D-fraco (Du) (Franchini; Liumbruno, 2013).

A hemaglutinação é um tipo específico de aglutinação que é realizada com as hemácias para a verificar a presença de proteínas na membrana externa dessas células. Com base nesse teste, é possível identificar os principais grupos sanguíneos.

Para realizar a tipagem sanguínea por hemaglutinação, utilizam-se soros comerciais anti-A, anti-B e anti-Rh (anti-D). A tipagem pode ser realizada em lâmina, embora não seja o método padronizado para laboratórios analíticos. Em uma lâmina, coloca-se uma gota de amostra de sangue total em contato com o soro anti-A: se o paciente expressar a proteína A (grupo A) na membrana da hemácia, ocorrerá a hemaglutinação, que é facilmente observada sem auxílio de equipamentos; quando a amostra não expressa a proteína A, não há a hemaglutinação, excluindo a amostra como grupo sanguíneo A. O mesmo processo é repetido com o soro anti-B: quando aglutina, a amostra expressa a proteína B (grupo B), sendo do grupo sanguíneo B. Se houver hemaglutinação no soro anti-A e anti-B, classifica-se como grupo sanguíneo AB, e se não houver em nenhum dos dois, como grupo sanguíneo O.

Para a proteína D, o teste é realizado da mesma maneira: quando há hemaglutinação, o resultado é Rh positivo; quando não, o resultado possivelmente é Rh negativo. Contudo, faz-se necessário realizar testes adicionais para descartar a hipótese de D-fraco (quando a expressão da proteína D é menor, mas ainda assim existente).

Figura 2.4 – Reação de hemaglutinação em lâmina: (a) sangue B negativo, (b) sangue AB positivo e (c) sangue AB negativo

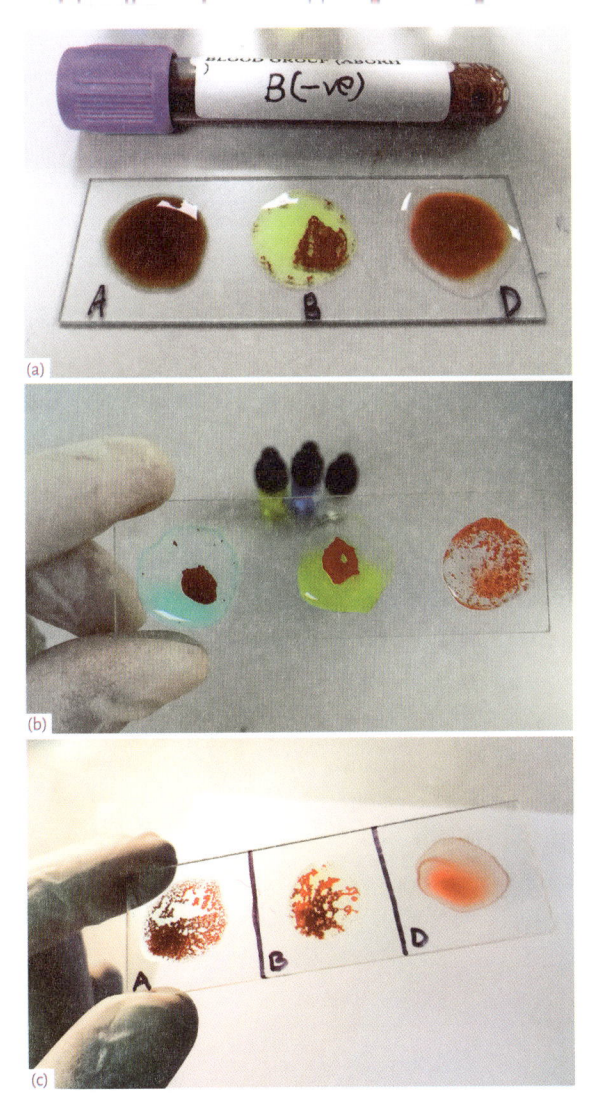

Os laboratórios analíticos devem realizar a tipagem sanguínea por meio da reação de hemaglutinação em tubo, após a lavagem das hemácias com solução salina (a finalidade é retirar da amostra interferentes presentes). A reação acontece da mesma maneira que na lâmina, mas as hemácias estão "limpas de interferentes". Em cada tubo de ensaio, são colocados os soros anti-A, anti-B e anti-D, e a leitura da hemaglutinação é realizada após a centrifugação dos tubos utilizando os mesmos critérios descritos anteriormente.

Há muitos antígenos diferentes na membrana das hemácias. O grupo ABO é o mais conhecido e pesquisado, contudo, para os bancos de sangue, diversos outros são importantes e requerem atenção na rotina. Assim, os bancos de sangue fazem a triagem de suas amostras por meio de tipagem sanguínea em cartões com gel. O princípio é o mesmo das demais tipagens descritas anteriormente, mudando apenas o modo de se realizar.

Os cartões são comercializados para a tipagem de alguns grupos sanguíneos distintos. Em cada coluna do cartão, há um anticorpo específico que, ao entrar em contato com o sangue pesquisado, irá aglutinar na dependência da presença do antígeno na membrana das hemácias. A leitura da hemaglutinação acontece após a centrifugação dos cartões: quando ocorre a hemaglutinação, o complexo permanece na superfície do gel, indicando que a membrana contém a proteína pesquisada; quando não ocorre a hemaglutinação, as hemácias sedimentam no fundo da coluna, indicando a ausência da proteína na membrana.

Figura 2.5 – Reação de hemaglutinação em gel (leitura do cartão após centrifugação): coluna 1, com aglutinação; colunas 2 e 3, sem aglutinação; e coluna 4, com aglutinação

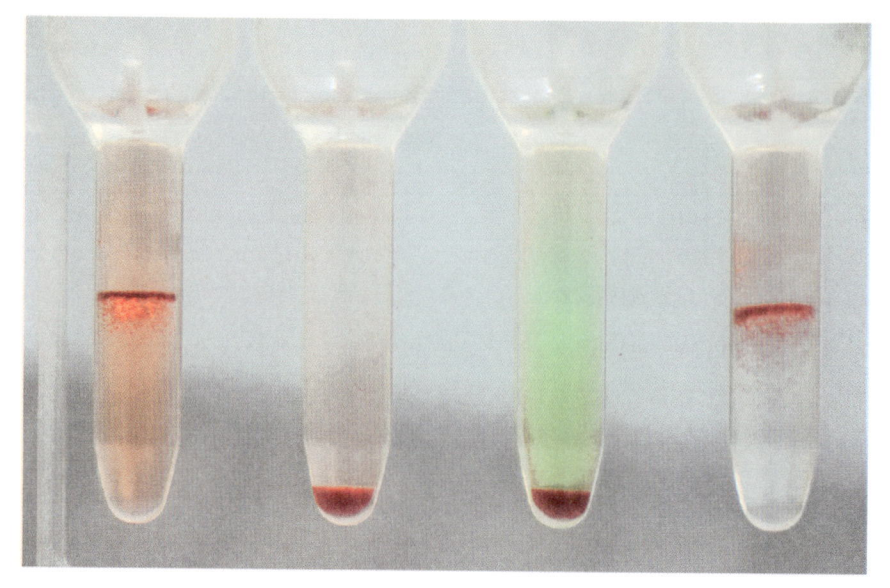

Teste de Coombs

Os testes de Coombs visam avaliar a presença de anticorpo anti-Rh em amostras. Os laboratórios realizam dois tipos de testes de Coombs, o direto e o indireto.

No teste de Coombs direto, é avaliada a presença de anticorpos anti-D ligados às hemácias. Para essa avaliação, é utilizado o sangue total. O teste de Coombs direto é usado para o diagnóstico de anemias hemolíticas geradas por autoanticorpo ou por anticorpos adquiridos por transfusão.

Já no teste de Coombs indireto, é pesquisada a presença de anticorpos anti-Rh no soro do indivíduo examinado, sendo essencial em situações transfusionais e em avaliação para eritroblastose fetal.

Imunocromatografia

Os testes que utilizam imunocromatografia são utilizados na rotina laboratorial, mas em especial demanda nos testes point-of-care e nos autotestes por oferecerem facilidade no manuseio, rapidez e especificidade nos resultados, e baixo custo.

A imunocromatografia normalmente verifica a presença de antígenos na amostra por meio de ligação com anticorpos conjugados com partículas coloridas. Os exames para detecção de gravidez comercializados em farmácias são excelentes exemplos de teste imunocromatográfico. Tal exame é composto por uma membrana permeável que possui áreas reagentes com a incorporação de anticorpo antigonadotrofina coriônica. Quando há gestação, ocorre a produção do hormônio gonadotrofina coriônica, que, ao se ligar ao anticorpo, faz surgir uma faixa colorida na membrana, demonstrando a positividade da amostra.

Os exames de gravidez comercializados em farmácias são realizados em amostras de urina. Os imunocromatográficos utilizados em laboratórios analíticos podem ser realizados em outros tipos de amostras, como sangue, soro, saliva e líquidos corpóreos. Existem testes para diversas doenças, como covid-19, dengue, zika, sífilis e Aids.

Figura 2.6 – Fitas de imunocromatografia: fita sem traços, antes da realização do teste; fita com traços de controle e de teste, resultado positivo; e fita com traço de controle, resultado negativo

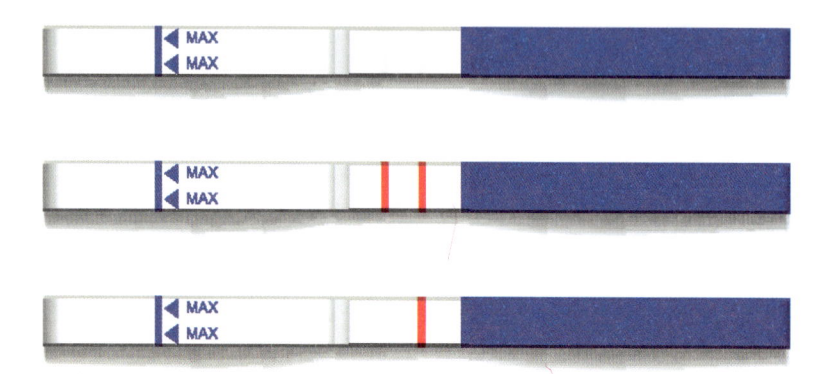

Ensaio imunoabsorvente ligado à enzima (Elisa)

O ensaio imunoabsorvente ligado à enzima (Elisa) – do inglês, *enzyme-linked immunosorbent assay* – é um teste sorológico e enzimático que detecta a ligação Ag/Ac por meio de uma reação colorimétrica produzida por ação de enzima ligada a anticorpo. O colorido é resultante da ação da enzima que converte o substrato incolor em uma substância colorida (Scutti, 2016).

Há no mercado alguns tipos de Elisa para identificar a presença de proteínas, anticorpos, hormônios e outras moléculas em uma determinada amostra. Os testes normalmente são realizados em microplacas, geram colorações, como as exemplificadas na figura 2.7, e são analisados com auxílio de espectrofotômetros.

Atualmente, é possível encontrar diversos kits de Elisa para detecção de infecções por vírus, bactérias, fungos e parasitas, como testes para HIV, hepatites, rubéola, covid-19, sífilis, toxoplasmose, leishmaniose e doença de Chagas.

Os testes de Elisa apresentam alta sensibilidade, permitem quantificar tanto anticorpos como antígenos, e são seguros e financeiramente acessíveis.

Figura 2.7 – Microplacas com ensaio de Elisa

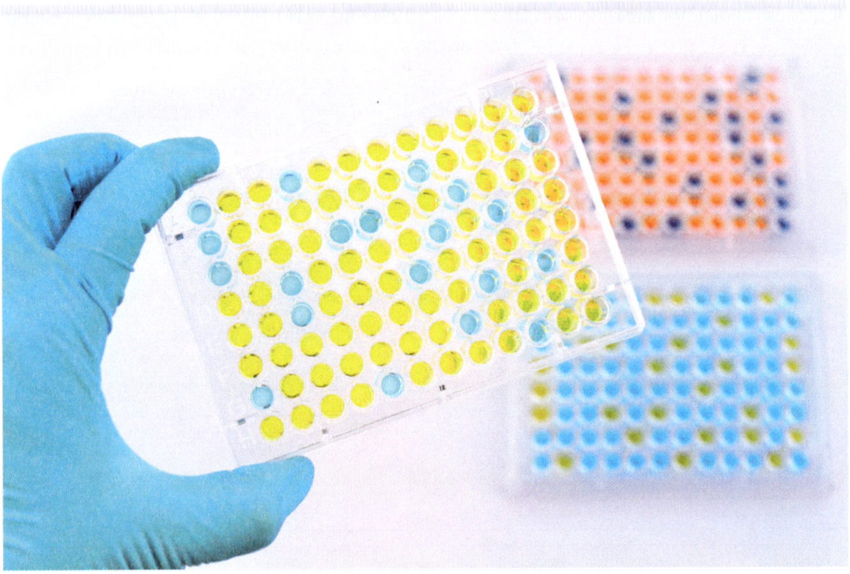

Nefelometria

Amostras biológicas em que houve a interação imunológica com formação de imunocomplexo, quando em solução e sob a incidência de luz, causam desvio no feixe de luz que pode ser mensurado por técnica denominada nefelometria. A quantidade e a natureza da dispersão dependem da forma e do tamanho das partículas, da concentração, do comprimento de onda e do índice de refração do meio. A leitura de nefelometria é automatizada, de fácil e rápida execução e muito específica. Entre as aplicações da nefelometria, destacam-se as determinações de PCR ultrassensível e fator reumatoide (Voltarelli *et al.*, 2008).

Imuno-histoquímica

Utilizado para detecção de antígenos em tecidos ou células, o material nestes ensaios é exposto a anticorpos conjugados a enzimas capazes de interagir com substratos incolores, gerando coloração que pode ser visualizada com auxílio de microscópio. Os anticorpos normalmente são conjugados com peroxidase, fosfatase alcalina, beta-galactosidase ou glicose oxidase (Voltarelli *et al.*, 2008).

Na figura 2.8, observamos um tecido de mama que apresenta receptores de estrogênio nas membranas celulares. O tecido foi analisado por imuno-histoquímica com antirreceptor de estrogênio conjugado com peroxidase. As células que apresentam os receptores de estrogênio nas membranas ficaram com coloração marrom por ação da peroxidase.

Figura 2.8 – Imuno-histoquímica com marcação de receptores de estrogênio

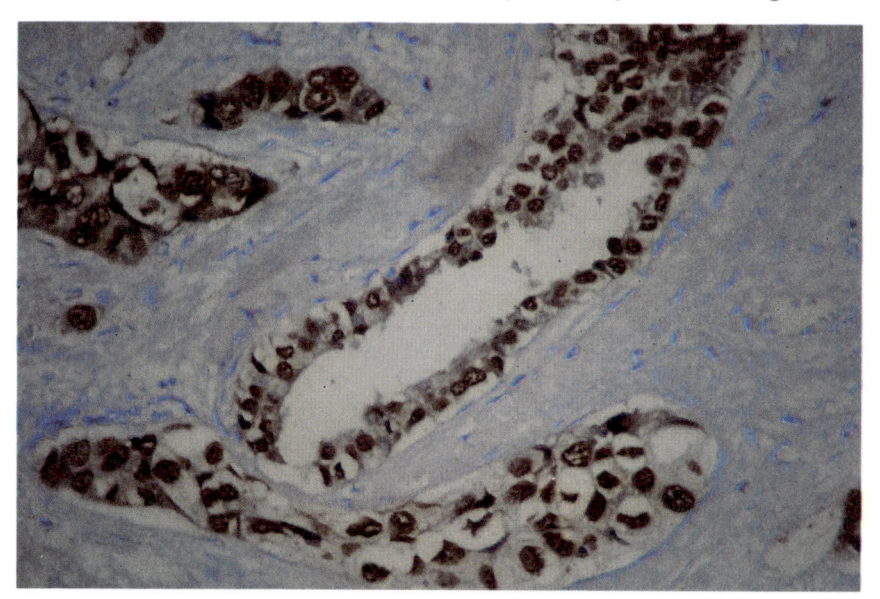

Imunofluorescência

Na imunofluorescência, o anticorpo está conjugado com a substância fluorescente. Essa substância, ao ser exposta à radiação UV (ultravioleta), se excita e emite luz visível ao microscópio de fluorescência (Scutti, 2016). As substâncias fluorescentes também são denominadas de fluorocromos, e os mais utilizados são a fluoresceína e a rodamina.

A amostra a ser analisada (células ou tecidos) é disposta em lâmina de microscopia e exposta ao anticorpo específico para o antígeno em pesquisa. Se a amostra tiver o antígeno, o anticorpo se ligará, e após exposição à luz UV, é possível observar a emissão de luz ao microscópio com luz UV.

Esses testes são utilizados para pesquisa de agentes como vírus, bactérias e fungos em laboratórios especializados. São de simples execução, boa especificidade e reprodutibilidade, e podem ser utilizados para a determinação de classes e subclasses de anticorpos; contudo, exigem que o laboratório tenha condição de trabalhar com microscopia de fluorescência (custo elevado e geração de resíduos radioativos) – além disso, a automação ainda não é fiável, o que gera subjetividade nos resultados.

A imunofluorescência, quando realizada em solução, pode ser analisada por citometria de fluxo, que detecta e quantifica as células individualmente marcadas por fluorocromos, passando em uma corrente e através de um feixe de laser. Com a citometria de fluxo é possível o isolamento de populações de células.

Figura 2.9 – Imunofluorescência com marcação nos núcleos celulares

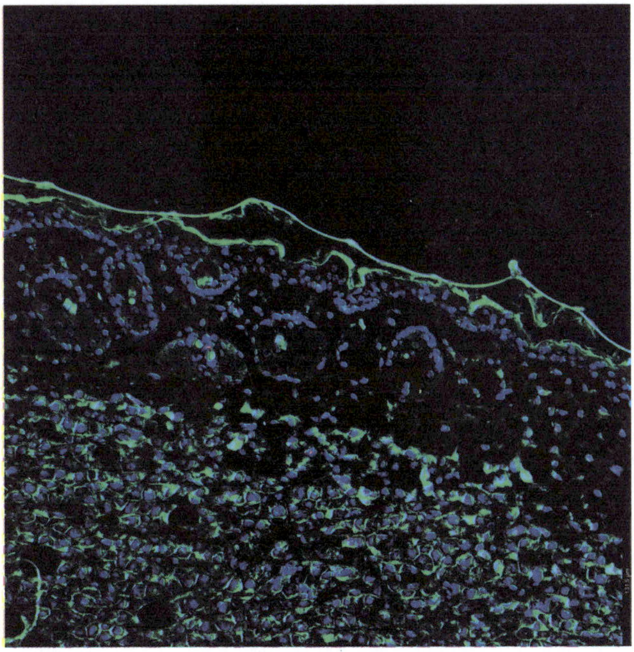

IMPORTANTE

Embora a ligação antígeno e anticorpo tenha alta especificidade, não é raro acontecerem reações cruzadas (quando o anticorpo se liga a um antígeno semelhante ao que está sendo pesquisado) que falseiam resultados de exames laboratoriais. Quando essas reações cruzadas estão descritas, é necessário realizar testes confirmatórios antes das intervenções clínicas.

Exames que não requerem análise em laboratório

É interessante pontuar que algumas análises da condição imunológica do paciente podem requerer exames que não são realizados em laboratórios analíticos. Isso acontece, por exemplo, com as alergias. Além da avaliação de parâmetros laboratoriais, é comum a solicitação de exames como os testes de puntura, de contato e de provocação oral.

O teste de puntura consiste na aplicação de gotas de várias substâncias no antebraço do paciente: se a substância causar alergia no paciente, será possível observar reações cutâneas no local. No teste de contato, é colocada uma fita nas costas do paciente com pequenas quantidades de substâncias possivelmente alergênicas: se o paciente for alérgico, ocorrerá a reação no local. Já no teste de provocação oral, o paciente ingere uma pequena quantidade do alimento possivelmente alergênico e fica sob observação médica para avaliar a reação do organismo.

ARREMATANDO AS IDEIAS

Neste capítulo, você conheceu diversos testes laboratoriais com o objetivo de ilustrar os princípios imunológicos utilizados, mas lembre-se que uma mesma condição pode ser avaliada por metodologias diferentes.

Os ensaios imunológicos são utilizados para a detecção e a quantificação de substâncias, antígenos e anticorpos. Vimos ensaios que utilizam reagentes marcados e não marcados. Quando se utilizam reagentes marcados, é possível fazer determinações em amostras com menores quantidades da substância, pois os reagentes marcados amplificam os sinais que podem ser mais facilmente detectados por equipamentos. Isso acontece em ensaios por Elisa, imunofluorescência ou imuno-histoquímica.

Ensaios como os de aglutinação e precipitação utilizam reagentes não marcados e, com isso, são menos sensíveis e precisos para amostras com menores quantidades da substância pesquisada. A vantagem desses ensaios é que não necessitam de equipamentos para a realização dos testes, e os reagentes são mais acessíveis financeiramente.

As solicitações para os exames trazem o que é para ser avaliado pelo laboratório. Algumas solicitações são específicas sobre qual substância deve ser detectada ou quantificada, já outras solicitações não são tão específicas; no entanto, nos laudos emitidos pelo laboratório, devem constar a substância analisada e a metodologia utilizada para que o diagnóstico seja realizado com segurança.

Vale lembrar que o técnico em análises clínicas tem a função de preparar a amostra e os testes laboratoriais para que o responsável técnico possa emitir o laudo. Toda a atuação do técnico deve ser supervisionada pelo responsável técnico.

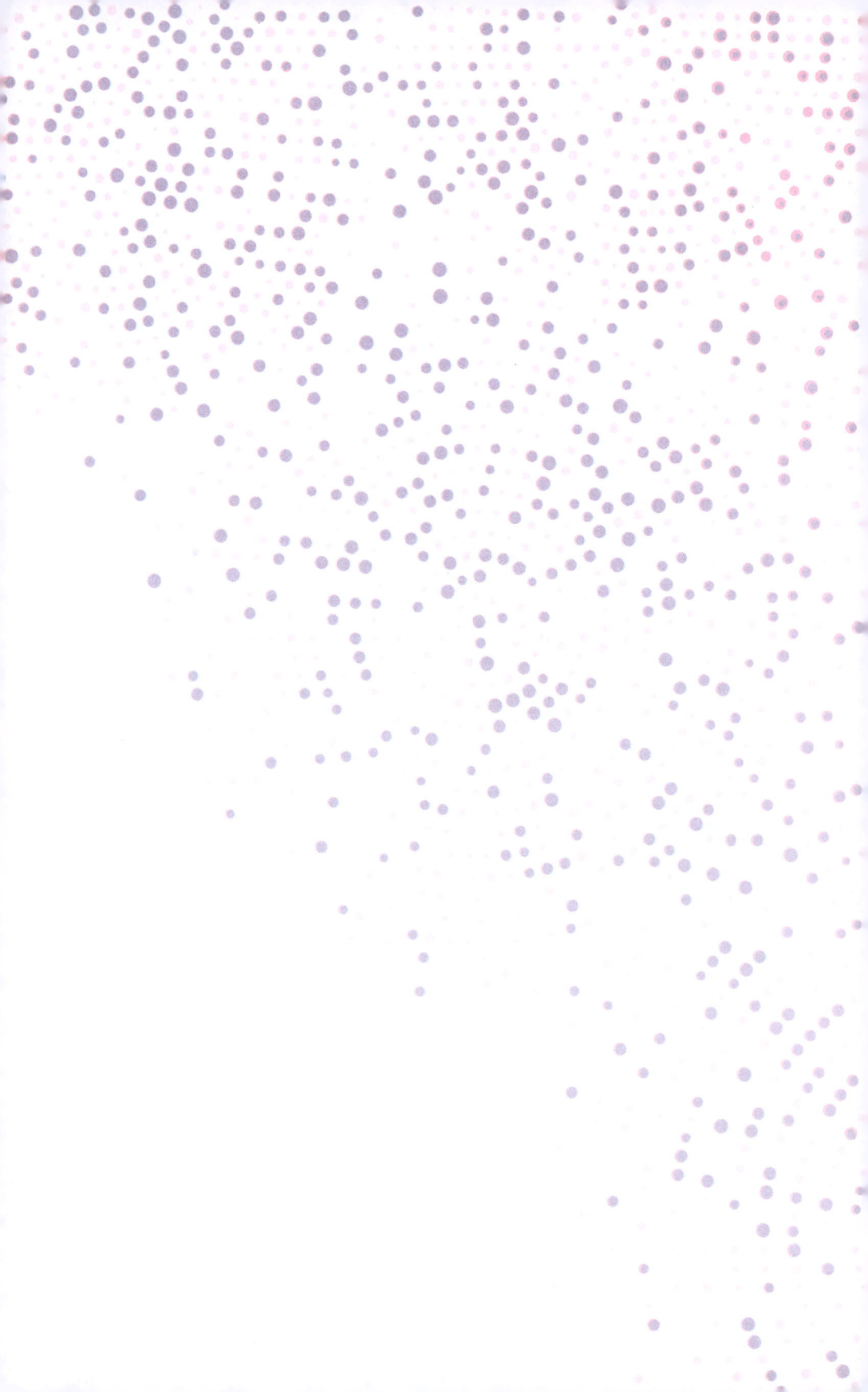

CAPÍTULO 3

Processamento de amostras biológicas em bioquímica

No laboratório de análises clínicas, onde o ar é impregnado do aroma metálico de reagentes, os profissionais se dedicam a uma busca incansável, manipulando pequenas quantidades de soro, plasma, urina e outros fluidos corporais, como verdadeiros alquimistas modernos. Cada amostra é um enigma, um portal para compreender a complexidade da vida.

Enquanto na hematologia o microscópio sussurra segredos das lâminas que deslizam sob sua lente, na bioquímica células se multiplicam, íons flutuam e pequenas moléculas executam suas danças químicas. Após o preparo da amostra, moléculas preciosas emergem, como tesouros escondidos. Eletrólitos, marcadores metabólicos, hormônios... cada um com informações que precisam ser decodificadas. O foco do setor de bioquímica em um laboratório de análises clínicas é interpretar esses fragmentos de vida sabendo que neles reside a chave para a compreensão de distúrbios hidroeletrolíticos, a detecção precoce de doenças e a busca pela saúde plena dos indivíduos.

Então, leitor, você está pronto para entrar nesse mundo? Vamos desvendar os segredos bioquímicos que habitam dentro de nós.

TESTES LABORATORIAIS UTILIZADOS EM BIOQUÍMICA

Nas análises laboratoriais em bioquímica, pode-se analisar diversos parâmetros, contudo, os processos são bastante parecidos, com a variação sendo dependente das características dos analitos e de suas concentrações na amostra. Para entender as análises bioquímicas, é preciso conhecer algumas técnicas, como espectrofotometria, turbidimetria, nefelometria e eletroforese. Após entendê-las, basta fazer a leitura detalhada das orientações dos fabricantes de kits reagentes para realizar os ensaios corretamente.

Com o advento da automação, ganhou-se muita agilidade na bioquímica, contudo, na maioria das vezes, os princípios dos testes se mantêm, alterando apenas a quantidade de amostra e de reagentes utilizados, além do tempo para a liberação dos resultados.

Espectrofotometria

A maioria dos testes laboratoriais realizados em bioquímica se baseia em reações colorimétricas em que há geração de cores decorrente de reações enzimáticas. A luz gerada pode se apresentar no espectro de luz visível e invisível (ultravioleta e infravermelho). Quando essa geração de luz está no espectro visível, é perceptível a olho nu e utiliza-se o intervalo de leitura espectrofotométrica entre 380 nm e 780 nm. Abaixo de 380 nm, é denominada ultravioleta (UV), e acima de 780 nm corresponde à zona infravermelha (Kasvi, [s. d.]).

Após a reação enzimática, utiliza-se o espectrofotômetro para quantificar a absorbância de luz presente na amostra. Cada substância absorve luz em um comprimento de onda, assim, a quantidade de luz absorvida ou transmitida é proporcional à concentração da substância em solução.

Os ensaios em bioquímica podem utilizar reações de ponto final ou reações cinéticas. Nas reações de ponto final, são colocados os reagentes junto com a amostra a ser analisada, e incuba-se em temperatura adequada para a ação enzimática, que normalmente é 37 °C (similar à temperatura do corpo humano). Após o tempo de incubação, que é estabelecido, assim como a linearidade da reação, pelo fabricante dos kits reagentes, todo o analito foi consumido pela reação enzimática, e é possível estabelecer sua quantidade na amostra.

Em algumas reações, não se consegue estabelecer uma linearidade temporal para o consumo do analito da amostra. Nesses casos, os analitos precisam ser quantificados em reações cinéticas, em que se verificam diferentes tempos de reação e do consumo do analito. Para ter confiabilidade no teste, é preciso estabelecer valores intermediários de absorbância.

Figura 3.1 – (a) Reações colorimétricas em tubos de ensaio, (b) reação em cubetas descartáveis e (c) cubeta sendo colocada em espectrofotômetro para leitura

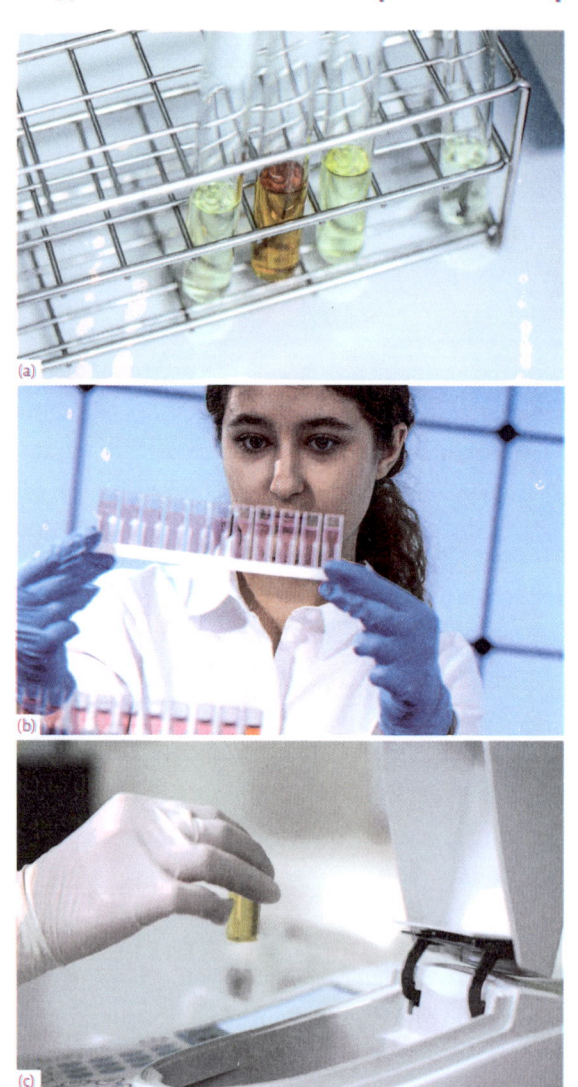

IMPORTANTE

Fique atento ao realizar esses testes, eles podem utilizar reação de ponto final ou reação cinética. Sempre verifique as orientações do fabricante!

Turbidimetria e nefelometria

A turbidimetria e a nefelometria são técnicas opostas, mas ambas se baseiam na mensuração da turbidez do meio. Nessas técnicas, os resultados são obtidos pela determinação ótica da turbidez de soluções coloidais ou pequenas partículas em suspensão. A absorbância será maior ou menor na proporção da concentração do analito e do tamanho da partícula.

Na turbidimetria, pode-se utilizar o espectrofotômetro ou o turbidímetro para avaliar o aumento da turbidez da amostra. Já na nefelometria, utiliza-se o nefelômetro para avaliar a diminuição da turbidez.

Eletroforese

A técnica de eletroforese utiliza o princípio de que a substância eletricamente carregada migra do polo com o qual tem menos afinidade para o polo com mais afinidade. Quanto mais leve e mais carregada eletricamente a substância for, mais rapidamente migrará e mais próximo do polo com carga afim ficará. A eletroforese pode ser realizada de maneira manual ou automatizada, em sistema aberto ou fechado. Independentemente do sistema utilizado, é uma técnica que fornece resultados com excelente nível de resolução (Naoum, 2011).

Os métodos eletroforéticos são utilizados para o fracionamento de proteínas, enzimas, hemoglobinas e segmentos de DNA (Naoum, 2011).

Figura 3.2 – Técnica de eletroforese em gel: (a) aplicação das amostras, (b) aplicação da corrente elétrica e (c) interpretação dos resultados

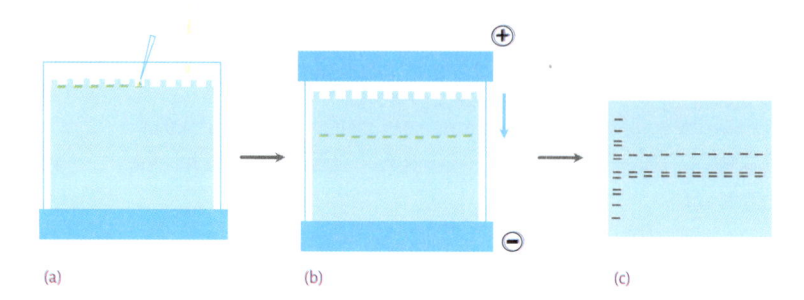

Técnicas de cromatografia

A técnica cromatográfica consiste em separar substâncias com base em sua afinidade por duas fases diferentes: uma fase estacionária e uma móvel, sendo possível a identificação e o isolamento de substâncias em uma mistura. A cromatografia pode ser realizada em camada delgada ou em coluna. A cromatografia em camada delgada (CCD) é uma técnica na qual a fase estacionária está adsorvida sobre uma superfície plana, geralmente composta por sílica, alumínio, celulose ou poliamida, que é aplicada à superfície de uma placa, geralmente de vidro. A fase móvel deve ter características químicas que carreguem ao longo da placa as substâncias aplicadas na base da fase estacionária; as substâncias são carregadas pela fase móvel de acordo com sua afinidade (Novais, [s. d.]). A figura 3.3 representa a técnica de CCD em que a substância C tem maior afinidade com a fase móvel do que B, e a substância B, mais do que a A, assim é possível separar e quantificar as substâncias presentes na amostra.

Figura 3.3 – Cromatografia em papel: (a) papel de cromatografia com a amostra, (b) posicionamento na fase móvel, (c) fase móvel percorrendo a fase estacionária, e (d) separação das substâncias presentes na amostra

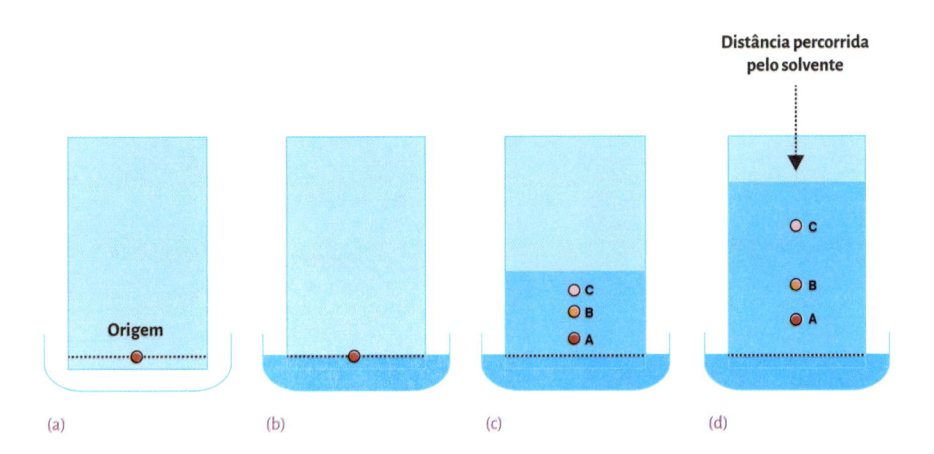

Já a cromatografia em coluna é uma técnica mais avançada e pode ser realizada em meio líquido (Clae, cromatografia líquida de alta eficiência, ou HPLC, do inglês, *high-performance liquid chromatography*) ou gasoso (CG, cromatografia gasosa). Nesse caso, a fase estacionária é colocada em um tubo cilíndrico, e a fase móvel flui por ela. A amostra é aplicada no topo da coluna, o componente que elui primeiro e chega à base da coluna é aquele que apresenta maior afinidade com a fase móvel.

As técnicas de cromatografia são utilizadas na determinação de metabólitos, proteínas, peptídeos e aminoácidos, como a dosagem de 25-hidróxi-vitamina D, hemoglobina glicada e hormônios esteroides.

Figura 3.4 – Cromatografia em coluna: (a) coluna cromatográfica com amostra aplicada, (b, c) fase móvel percorrendo a coluna e separando as substâncias, e (d) isolamento das substâncias presentes na amostra

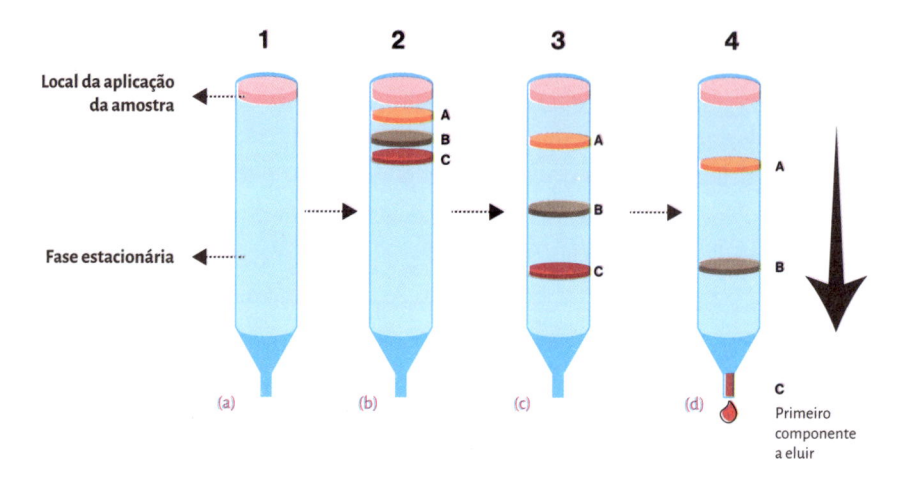

Branco, padrão e controle

Em bioquímica, é importante conhecer os termos "branco", "padrão" e "controle", usados na rotina do setor. Para entendermos o que é branco, podemos utilizar o exemplo do espectrofotômetro: o feixe de luz do espectrofotômetro, ao atravessar o utensílio utilizado para acondicionar a amostra (cubeta), sofre refração, reflexão e absorção pelos reagentes e outras interações indesejáveis. Para minimizar esses interferentes, deve-se zerar o aparelho com uma solução denominada "branco", que contém todos os reagentes utilizados na reação enzimática, exceto a amostra.

Já o padrão é uma amostra em que se conhece a quantidade do analito em solução, e, a partir dele, estabelece-se a relação entre a concentração do analito e o resultado obtido após a reação dos ensaios.

Por fim, o controle é representado por uma amostra com valor conhecido que é analisada diariamente para verificar a exatidão dos resultados. Os valores obtidos são analisados pelo controle de qualidade do laboratório e auditados periodicamente.

Assim, ao se realizar a reação bioquímica, além dos tubos com as amostras, deve-se realizar a reação com o padrão e com o branco. Todos os tubos devem passar por todas as etapas do preparo da reação: mistura dos reagentes, tempo e temperatura de incubação e leitura do resultado.

Atualmente, os laboratórios clínicos dispõem de aparelhos automatizados e kits comerciais para a realização de exames bioquímicos, mas no mercado encontramos kits para realização de exames de maneira manual. Independentemente de a realização dos exames ser automatizada ou manual, as orientações dos fabricantes devem ser seguidas integralmente, e os cálculos da quantidade de analito presente na amostra devem ser realizados conforme descrito nas instruções do fabricante do teste. Vale ressaltar a importância de atentar aos limites de detecção descritos, assim como aos interferentes e orientações quanto à diluição da amostra.

Agora que já conhecemos os princípios básicos dos testes bioquímicos, vamos conhecer seus principais marcadores e suas relações com as patologias.

MARCADORES BIOQUÍMICOS DAS DOENÇAS CARDÍACAS

Conforme visto no capítulo 1, o sangue é composto por células e substâncias que nele estão dissolvidas. É o meio de transporte utilizado pelo nosso organismo para manter as suas funções orgânicas, sendo conduzido por vasos sanguíneos pelo bombeamento do coração.

O coração é um órgão que funciona como uma bomba, recebendo o sangue e impulsionando-o para os vasos sanguíneos. Por ter funcionalidade típica e única, o coração é um músculo especial, chamado músculo cardíaco, que é dividido em quatro câmaras (dois átrios e dois ventrículos) e uma região chamada nó sinoatrial, de onde são disparados os potenciais de ação que vão gerar as contrações cardíacas (Tortora; Derrickson, 2017).

A avaliação da integridade das células cardíacas é de fundamental importância para o diagnóstico e prognóstico de doenças cardíacas como o infarto. Estudos mostram que 30% dos casos de infarto do miocárdio evoluem para o óbito do paciente, e que as chances de sobrevivência aumentam quando o diagnóstico e a intervenção são rápidos. Além do quadro clínico e do eletrocardiograma, as avaliações bioquímicas da função cardíaca são utilizadas para o diagnóstico e prognóstico do infarto do miocárdio.

Para avaliar lesões no músculo cardíaco, deve-se avaliar os marcadores cardíacos no soro. Os principais marcadores são: lactato-desidrogenase (LDH), aspartato aminotransferase (AST), creatinofosfoquinase (CPK) e sua fração miocárdica (CK-MB), troponinas (TRO) e mioglobina (MIO). A seguir, apresentamos melhor esses marcadores, considerando dados atuais de literatura (Hilario; Hilario, 2022; Moreira; Ticli, 2022), e a evolução dos níveis séricos de marcadores cardíacos de infarto agudo do miocárdio.

A enzima LDH possui cinco isoenzimas, LDH1 a LDH5, mas apenas LDH1 e LDH2 estão presentes no músculo cardíaco. Em situação de infarto, os níveis séricos de LDH começam a aumentar por volta de 8 a 12 horas após o evento, atingem pico em 24 a 48 horas, e se mantêm elevados por 7 a 12 dias.

A AST é encontrada nos tecidos cardíaco, hepático, muscular esquelético e pulmonar, por isso pode ter seu nível sérico aumentado em patologias que atingem esses tecidos. Portanto, é necessário relacionar o aumento de AST com os níveis de outros marcadores para auxiliar o diagnóstico. A AST aumenta entre 12 e 48 horas após o infarto, normalizando seus níveis séricos em 3 a 8 dias.

A CK é uma enzima intracelular de células musculares. Quando os níveis séricos de CK estão elevados, é preciso avaliar a isoenzima creatinoquinase miocárdica (CK-MB), que é específica da musculatura cardíaca e cujo aumento caracteriza ruptura de células do miocárdio. A CK-MB pode ser mensurada em massa ou por atividade: a determinação da massa de CK-MB apresenta resultado confiável, pois reflete a quantidade da enzima ativa e inativa. Os níveis séricos de atividade de CK-MB aumentam de 4 a 6 horas após o infarto, com pico em torno de 18 horas, e voltam para níveis normais em 48 horas.

Nas células musculares esqueléticas, como nas miocárdicas, tem-se a presença de troponinas (TRO), que são constituídas de três subunidades: troponina T (TROT), troponina I (TROI) e troponina C (TROC). TROT e TROI são utilizadas como marcadores de infarto, apresentando aumento sérico cerca de 4 a 6 horas após o infarto, atingindo pico em 12 horas e voltando a valores normais em 10 a 14 dias para TROT, e 4 a 7 dias para TROI.

Por fim, a mioglobina (MIO) é uma proteína intracelular presente nas células musculares esqueléticas que apresenta seus níveis séricos aumentados logo após o infarto, 1 a 2 horas, com pico em 6 a 9 horas e normalizando entre 12 e 24 horas. A MIO tem baixa especificidade para o infarto, contudo é considerada um marcador precoce da lesão cardíaca.

MARCADORES BIOQUÍMICOS DA FUNÇÃO HEPÁTICA

O fígado é um órgão vital que precisa ser avaliado para assegurar a saúde hepática. Este órgão tem múltiplas funções, atuando no metabolismo de carboidratos e lipídios, excreção de ácidos biliares, bilirrubina e colesterol, produção de fatores de coagulação e do glicogênio, produção de hemácias nos fetos, detoxificação de bilirrubina (metabólito das hemácias), álcool, drogas, amônia, além do armazenamento de nutrientes (vitaminas, ferro, lipídios, aminoácidos).

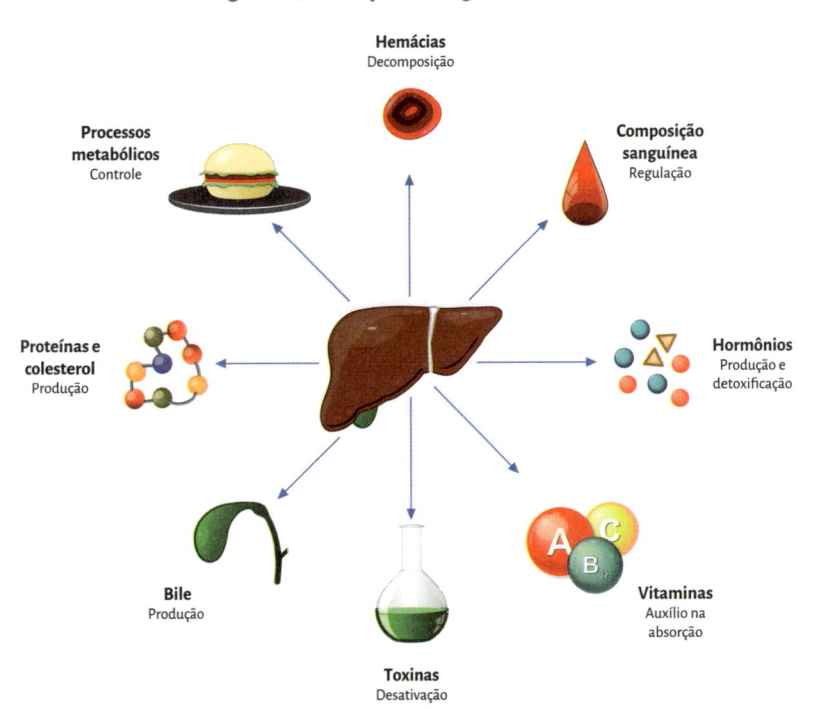

Figura 3.5 – Funções do fígado saudável

Os exames que avaliam a disfunção hepática não são específicos, pois os testes que avaliam o mau funcionamento do fígado podem estar relacionados a outros órgãos, como o intestino. Apesar disso, é possível identificar as disfunções hepáticas com a realização de múltiplos ensaios, diagnósticos diferenciais, avaliação da extensão de danos hepáticos e resposta a tratamentos, além de diferenciar as disfunções do parênquima hepático (hepatócito) das disfunções colestáticas (árvore biliar).

Os principais marcadores hepáticos são: alanina aminotransferase (ALT/TGP), aspartato aminotransferase (AST/TGO), albumina, fosfatase alcalina (FA), bilirrubina (conjugada e não conjugada), gamaglutamiltransferase (GGT), proteínas totais e tempo de protrombina (Rocha, 2014). Em adição, pode-se mensurar ferro sérico, ferritina, ácidos biliares séricos, além de urobilinogênio e bilirrubina na urina.

As enzimas hepáticas (AST, ALT, FA e GGT) estão presentes em grande quantidade no citosol das células hepáticas. Quando há o rompimento dessas células, ocorre a liberação de enzimas para o sangue, aumentando os resultados dos exames. ALT e AST estão mais presentes nos hepatócitos, e FA e GGT, nos ductos biliares; assim, a relação entre o aumento desses marcadores sinaliza o local da lesão.

A FA é um grupo de enzimas presentes em quase todos os órgãos, com destaque para fígado, intestino, rins e ossos, e nos ductos biliares; o aumento de seus níveis séricos sinaliza obstruções. Vale ressaltar que níveis séricos da FA aumentam no terceiro trimestre de gestação, na adolescência e na menopausa, quando ocorrem fraturas e no hiperparatireoidismo.

A bilirrubina é gerada fisiologicamente pelo catabolismo do grupamento heme das hemoglobinas. Como produto desse catabolismo, tem-se a bilirrubina indireta (BI) ou não conjugada e a bilirrubina direta (BD) ou conjugada. A BI é insolúvel e não é excretada pelos rins. No fígado, ocorre a transformação da BI em BD, e a BD é então excretada pelos rins. O aumento sérico da bilirrubina pode ocorrer em razão tanto do aumento da BI e da BD como de apenas um dos tipos. Quando o aumento é apenas da BI, verificam-se problemas pré-hepáticos, como icterícia do recém-nascido, anemias hemolíticas ou situações de grande destruição de hemácias, como malária e queimaduras extensas. Quando o aumento da BD é maior do que da BI, observam-se problemas hepáticos, como hepatites, tumores hepáticos, esteatose hepática, cirrose ou efeitos do uso de medicamentos. Já quando o aumento da bilirrubina total se dá em razão do aumento da BD, constatam-se problemas pós-hepáticos, como colestase.

No laboratório analítico, determinam-se a bilirrubina direta, a hidrossolúvel, que está livre na amostra, e a total, na qual se coloca um agente que libera a bilirrubina ligada à albumina. Assim temos a bilirrubina total, e com a diferença entre as duas obtemos a bilirrubina indireta.

Como os fatores de coagulação sanguínea são sintetizados exclusivamente no fígado (com exceção do fator VIII), o tempo de atividade de protrombina (TAP) pode ser utilizado na avaliação hepática. A protrombina é sintetizada pelo fígado na presença de vitamina K: se o indivíduo apresenta doença hepática, o TAP aumenta. Na colestase, há diminuição na absorção de gorduras, inclusive com vitamina K aumentando o TAP.

A albumina é sintetizada exclusivamente por hepatócitos. Com a perda da atividade hepática, a dosagem de albumina sérica diminui. Outras causas são desnutrição, enteropatias com perda de proteínas, síndrome nefrótica e infecções crônicas.

MARCADORES BIOQUÍMICOS DA FUNÇÃO RENAL

Para o entendimento dos marcadores da função renal, precisamos primeiro relembrar a formação da urina, que acontece nos rins, especificamente nas estruturas denominadas néfrons.

Figura 3.6 – Estrutura do néfron

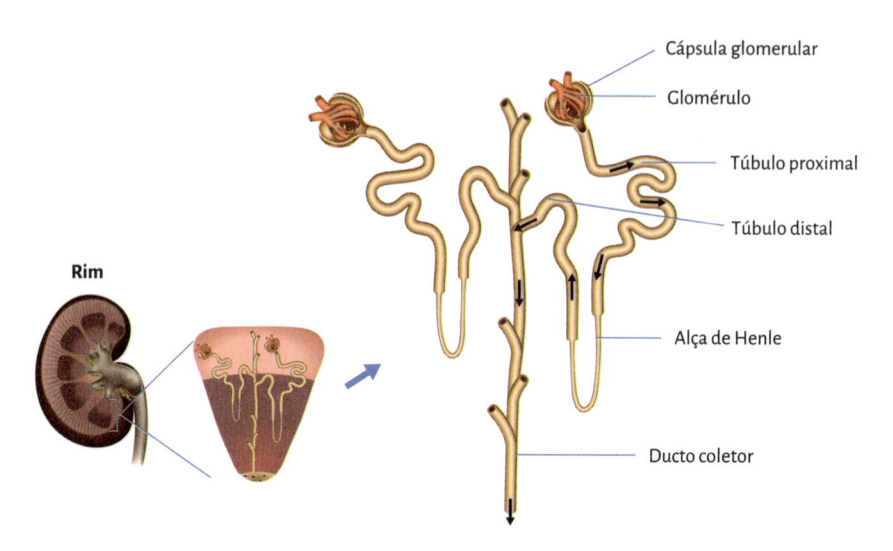

A formação da urina se inicia por meio da filtração do sangue pelos glomérulos renais, resultando na formação de um filtrado composto por substâncias que, *a priori*, são selecionadas pelo tamanho (as menores substâncias dissolvidas no sangue vão para o filtrado). No túbulo proximal, acontece a reabsorção de algumas substâncias (como glicose, aminoácidos, ureia, ácido úrico, bicarbonatos, cloretos, íons hidrogênio, fosfato e água) pelo sangue, além da secreção de amônia e drogas do sangue para o filtrado.

Seguindo o deslocamento do filtrado pela estrutura nefrótica, na alça descendente de Henle, acontece a reabsorção de água e sódio; e na porção ascendente, ocorre a absorção de sódio e cloro. Já no túbulo distal, ocorre a reabsorção de sódio, cloro e água.

Hormônios como o antidiurético e a aldosterona exercem ação sobre as estruturas renais regulando a formação da urina e estabelecendo o equilíbrio ácido-base e a excreção de substâncias.

Na urina de pacientes saudáveis, não há a excreção de glicose, aminoácido e creatinina, e excretam-se baixas quantidade de sódio. Quando se constata a excreção urinária de glicose, há indícios de excesso de glicose sanguínea ou disfunção no túbulo proximal.

A avaliação da função renal acontece por meio de testes bioquímicos no sangue e urina. O exame de sedimentoscopia de urina (avaliação física, química e sedimentoscópica) também tem relevância clínica para avaliações renais, contudo, não é objeto de estudo no momento, pois o foco são os exames bioquímicos séricos, e não será tratado aqui.

Algumas substâncias podem ser dosadas no sangue e fornecer parâmetros para a avaliação da saúde renal: creatinina sérica, ureia sérica e eletrólitos (sódio, potássio, cálcio e fósforo). A creatinina é gerada pela degradação muscular e é eliminada pelos rins; quando seus níveis séricos estão elevados, constata-se diminuição na função renal. O metabolismo de proteínas gera ureia, que é eliminada pela urina. Valores séricos elevados também são indícios de alterações na filtração renal.

Quando há a presença de doenças renais, podem ocorrer alterações dos eletrólitos sanguíneos. Essas alterações são observadas pela quantificação de sódio, potássio, cálcio e fósforo.

Além dessas dosagens séricas isoladas, é possível avaliar a taxa de filtração glomerular. Um dos parâmetros mais utilizados para avaliar a função renal é a avaliação da depuração de substâncias como inulina, creatinina ou cistatina C, que têm sua depuração praticamente absoluta. Isso significa que a quantidade dessas substâncias presente no plasma é quase totalmente excretada pelo rim. A mais amplamente utilizada é a depuração de creatinina, em que se estabelece a relação entre a concentração de creatinina no sangue e a secreção de creatinina na urina de 24 horas, levando-se em consideração a área de superfície corporal do indivíduo. Pacientes com acometimentos glomerulares apresentam a depuração de creatinina elevada.

MARCADORES BIOQUÍMICOS DOS DISTÚRBIOS METABÓLICOS

Metabolismo dos carboidratos

Os carboidratos são a principal fonte de energia para o corpo humano. Isso é evidenciado pela digestão e absorção eficientes desse macronutriente e pelas vias metabólicas altamente reguladas que existem para garantir que o corpo sempre tenha um suprimento constante de glicose (Da Poian; El-Bacha; Luz, 2010). Múltiplos fatores, incluindo composição alimentar, genética e condições fisiológicas, podem afetar a digestão e o metabolismo dos carboidratos.

O metabolismo dos carboidratos envolve uma digestão eficiente, absorção, transporte pela circulação sanguínea para os tecidos para participar das reações do metabolismo e as principais vias metabólicas da glicólise, gliconeogênese e formação e degradação do glicogênio.

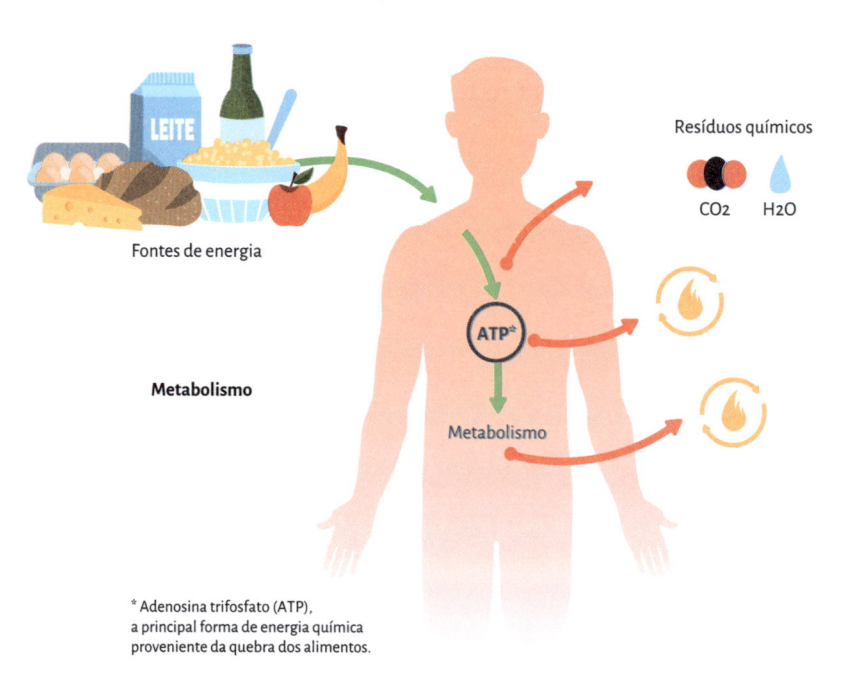

Figura 3.7 – Fonte de energia e metabolismo dos carboidratos

Fontes de energia

Resíduos químicos

CO_2 H_2O

Metabolismo

ATP*

Metabolismo

* Adenosina trifosfato (ATP), a principal forma de energia química proveniente da quebra dos alimentos.

Os órgãos envolvidos nas etapas da via metabólica dos carboidratos compreendem o sistema digestório: na boca, a enzima amilase salivar quebra o amido em moléculas menores, como maltose e dextrina; no estômago, a ação da amilase salivar é reduzida por causa do ambiente ácido, seguindo para o transporte do alimento para o intestino delgado; no intestino delgado, ocorre a maior parte da digestão e absorção dos carboidratos, em que as células intestinais liberam enzimas que transformam os carboidratos em monossacarídeos, que são então absorvidos. Esses processos garantem que nosso corpo obtenha a energia necessária dos carboidratos consumidos por meio da alimentação.

Diabetes

O diabetes é uma das principais desordens do metabolismo dos carboidratos, causado por uma secreção defeituosa ou inexistente de insulina e pela incapacidade dos tecidos sensíveis à insulina de responder adequadamente a esse hormônio. Como a liberação e a atividade da insulina são processos essenciais para a homeostase da glicose, os mecanismos moleculares envolvidos na síntese e liberação desse hormônio, bem como na sua detecção, são rigorosamente regulados. Defeitos em qualquer um desses mecanismos podem levar a um desequilíbrio metabólico responsável pelo desenvolvimento da doença (Galicia-Garcia *et al.*, 2020).

Existem dois principais tipos de diabetes: o de tipo 1 e o de tipo 2. O diabetes mellitus do tipo 1 é uma doença autoimune que afeta principalmente crianças e adolescentes. Nesse contexto, os sinais e sintomas são variados e impactantes, podendo surgir logo ao nascer ou ao longo da infância e adolescência. Os principais sintomas são aumento da frequência urinária (poliúria), sede intensa (polidipsia), perda de peso inexplicada, fadiga e visão turva (Nascimento *et al.*, 2011). Apesar da presença de sintomas semelhantes, o diabetes mellitus do tipo 2 ocorre ao longo do tempo, em decorrência de hereditariedade e de questões ambientais, como hábitos de vida pouco saudáveis e sedentarismo. É caracterizado como uma doença crônica, marcada pela resistência do organismo à insulina e a elevação dos níveis de glicose no sangue (Brasil, [s. d.]).

Figura 3.8 – Tipos de diabetes mellitus

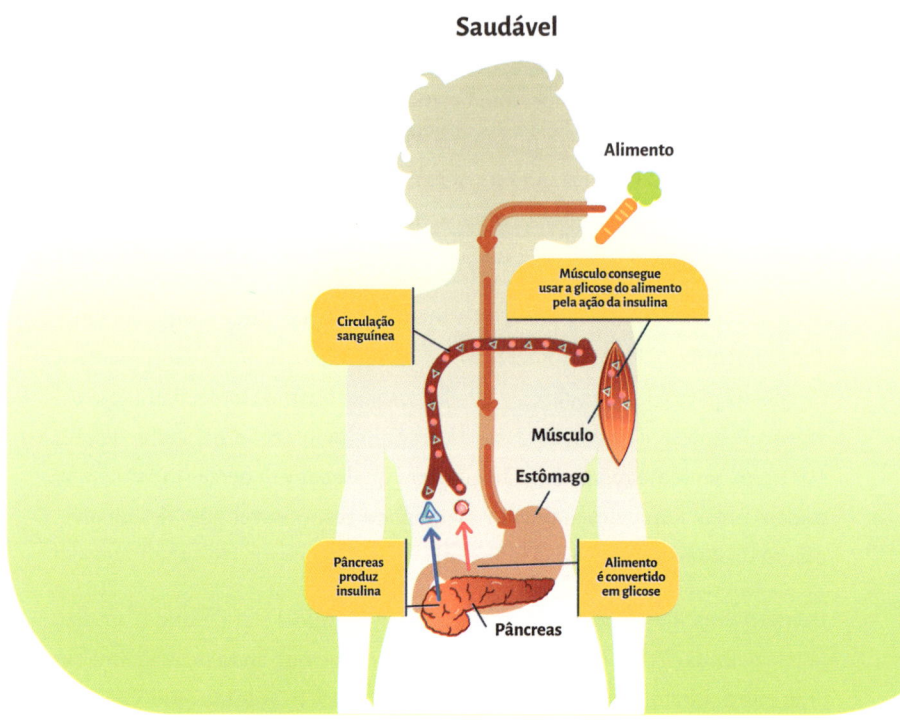

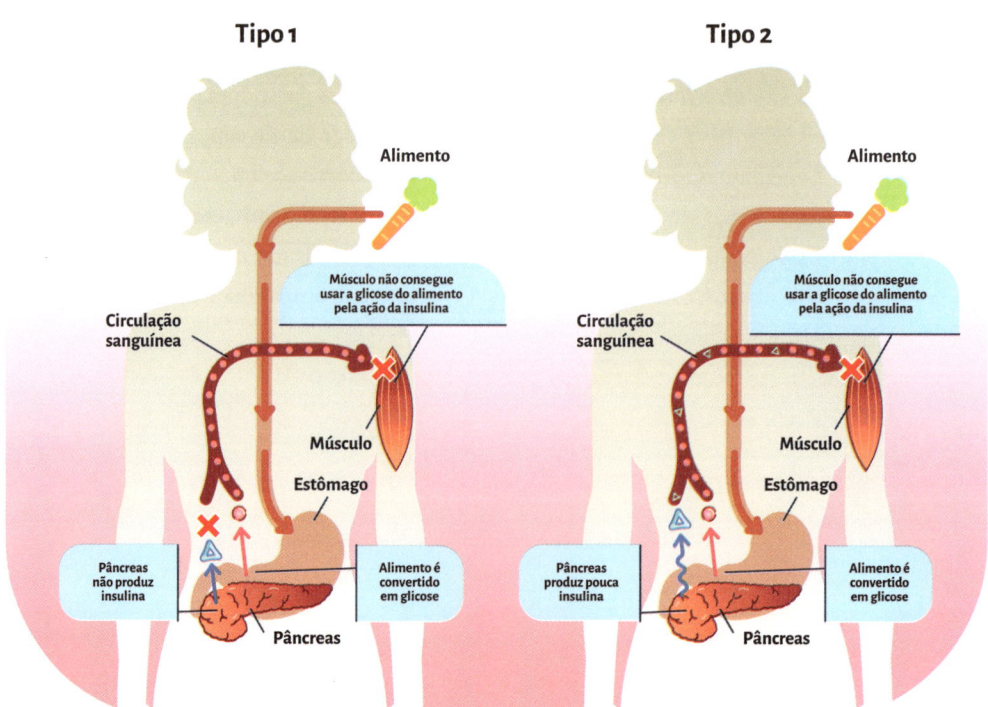

Por ser uma das doenças que mais atingem a população de todo o mundo, há alguns exames comumente utilizados no diagnóstico e monitoramento do diabetes. O exame mais solicitado é a glicemia de jejum, que mede os níveis de glicose no sangue após um período de jejum noturno (ADA, 2020a). O perfil glicêmico também pode ser verificado com o teste oral de tolerância à glicose (TOTG), no qual o paciente ingere uma solução de glicose e, após 2 horas, são medidos os níveis de glicose no sangue. Esse exame é útil para avaliar como a glicemia do paciente evolui após a administração de uma quantidade conhecida de glicose (Gross *et al.*, 2002). Já a hemoglobina glicada, também conhecida como HbA1c, reflete os níveis médios de glicose no sangue ao longo de 2 a 3 meses. Esse exame é importantíssimo para o controle glicêmico (ADA, 2020b).

Exames como a albuminúria e a taxa de filtração glomerular (TFG) avaliam a função renal em pacientes com diabetes. A albuminúria indica lesão renal precoce, enquanto a TFG estima a taxa de filtração glomerular (Domingueti, 2023).

IMPORTANTE

De acordo com as diretrizes da Sociedade Brasileira de Diabetes (SBD, 2023), os valores de referência para os principais exames relacionados ao diabetes são:

- Glicemia de jejum:
    - Normal: menos de 100 mg/dL.
    - Pré-diabetes: 100 mg/dL a 125 mg/dL.
    - Diabetes: a partir de 126 mg/dL.
- Hemoglobina glicada (HbA1c):
    - Normal: menos de 5,7%.
    - Pré-diabetes: 5,7% a 6,4%.
    - Diabetes: a partir de 6,5%.

- Teste oral de tolerância à glicose:
    - Normal: menos de 140 mg/dL após 2 horas.
    - Pré-diabetes: 140 mg/dL a 199 mg/dL após 2 horas.
    - Diabetes: a partir de 200 mg/dL após 2 horas.

Metabolismo dos lipídios

Em linhas gerais, os lipídios apresentam algumas funções específicas, como reserva de energia, estrutura de membranas celulares, síntese de vitaminas e hormônios, e proteção e isolamento térmico, além de atuarem como mensageiros intracelulares. Eles são classificados em gorduras, ceras, óleos e outros compostos relacionados, e suas principais características incluem baixa solubilidade em água e solubilidade em solventes orgânicos, como éter e clorofórmio. Os lipídios são comumente encontrados na forma de micelas (Nelson; Cox, 2014).

Os lipídios são gorduras essenciais para o funcionamento do nosso organismo. Eles podem ser absorvidos dos alimentos ou sintetizados pelo fígado. Sua forma de armazenamento consiste em triglicerídeos (TG) e colesterol. Os triglicerídeos armazenam energia principalmente nos adipócitos (células de gordura) e nas células musculares. E o colesterol é um componente fundamental das membranas celulares, esteroides, ácidos biliares e moléculas de sinalização (Freitas *et al.*, 2012).

Uma vez que os lipídios são hidrofóbicos e, portanto, precisam de transporte no sangue, é necessária a presença de lipoproteínas para executar essa tarefa. As lipoproteínas são classificadas com base em seu tamanho e densidade: lipoproteínas de baixa densidade (LDL) e lipoproteínas de alta densidade (HDL). Os níveis de HDL e LDL são comumente avaliados nos exames de perfil lipídico (Freitas *et al.*, 2012).

Cerca de 95% dos lipídios alimentares são triglicerídeos, e sua digestão começa no estômago e no duodeno, onde são quebrados em monoglicerídeos e ácidos graxos livres. Esses produtos são solubilizados no intestino pelos ácidos biliares e absorvidos pelos enterócitos. Uma vez absorvidos, são remontados em triglicerídeos e empacotados em quilomícrons, a maior das lipoproteínas. Assim como os triglicerídeos, o colesterol alimentar é quebrado em colesterol livre, solubilizado no intestino pelos ácidos biliares e absorvido pelos enterócitos (Duca; Sakar; Covaşă, 2013).

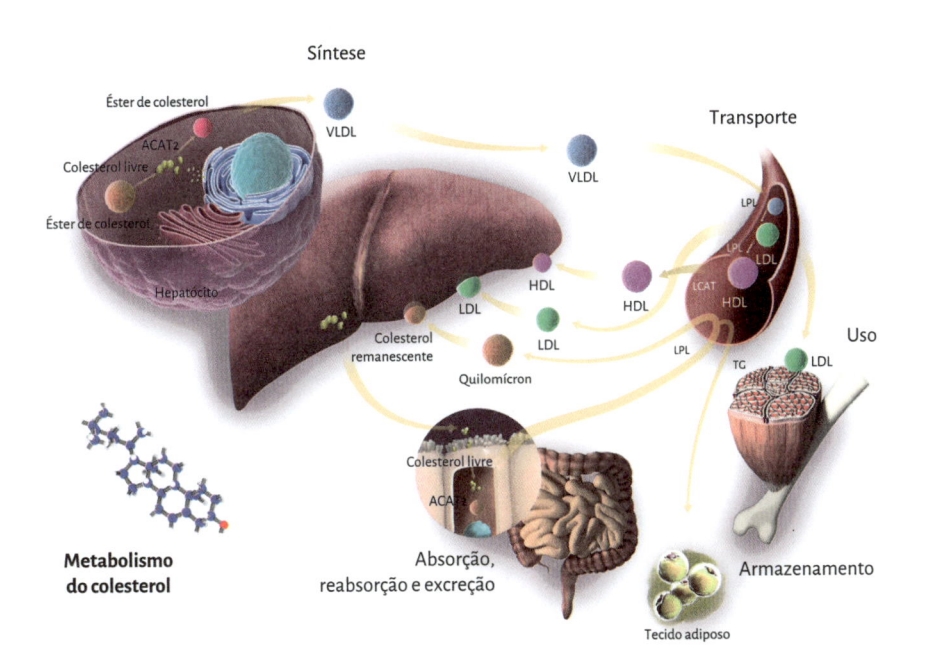

Figura 3.9 – Metabolismo do colesterol

Dislipidemias e síndrome metabólica

A dislipidemia, caracterizada por níveis anormais de lipídios no sangue, está ligada ao desenvolvimento de doenças cardiovasculares. Níveis elevados de colesterol LDL e níveis baixos de colesterol HDL aumentam o risco de aterosclerose e eventos cardíacos. Já a síndrome metabólica é uma condição caracterizada pela combinação de obesidade abdominal, hipertensão, resistência à insulina e dislipidemia. Esses fatores de risco estão interligados e contribuem para o desenvolvimento de doenças cardiovasculares e diabetes tipo 2 (Lerario; Betti; Wajchenberg, 2009).

Os perfis lipídicos têm implicações clínicas significativas e podem fornecer informações importantes sobre o risco cardiovascular e a saúde metabólica. Para monitorar os níveis de lipídios no sangue e acompanhar o desenvolvimento dessas condições é solicitado um conjunto de exames que chamamos de lipidograma (Silva; Almeida-Pititto; Ferreira, 2015).

Os lipídios avaliados no lipidograma são: colesterol total (quantidade total de colesterol no sangue), colesterol HDL (colesterol que ajuda a remover o excesso de colesterol das artérias), colesterol LDL (colesterol associado ao acúmulo de placas nas artérias), triglicerídeos (moléculas de gordura que também estão relacionadas ao risco cardiovascular) e colesterol de baixíssima densidade (VLDL), que transporta triglicerídeos. Também são dosadas as apolipoproteínas, que medem as proteínas associadas às lipoproteínas e fornecem informações adicionais sobre o risco cardiovascular e o colesterol não HDL-C (feito pelo cálculo do colesterol total menos o colesterol HDL).

Com o auxílio do lipidograma, é avaliada também a relação entre os triglicerídeos (TG) e o colesterol HDL (HDL-C); essa relação tem sido estudada como um indicador bioquímico do perfil lipídico. Isso significa que um valor mais alto da relação TG/HDL-C está associado a maior resistência à insulina e risco cardiovascular. É possível calcular também o índice aterogênico (relação entre colesterol HDL e colesterol LDL) e o risco cardiovascular global (combinação de informações de vários exames para avaliar o risco geral de doenças cardíacas).

A dosagem bioquímica de colesterol total é determinada por reações enzimáticas, e o procedimento consiste na amostra e padrão serem misturados com o reagente enzimático. A reação forma uma cor avermelhada proporcional à concentração de colesterol total (CT). A absorbância é medida e usada para calcular o CT por meio de um espectrofotômetro (Li *et al.*, 2019).

Para o colesterol HDL, o princípio envolve a precipitação seletiva das lipoproteínas de baixa densidade (LDL e VLDL) seguida de dosagem enzimática semelhante à do colesterol total, com medida da absorbância por meio de espectrofotômetro (Li *et al.*, 2019).

IMPORTANTE

Conforme o Consenso Brasileiro para a Normatização da Determinação Laboratorial do Perfil Lipídico (SBAC *et al.*, 2016), os valores de referência para adultos acima de 20 anos são:

- Colesterol total (CT):
    - Normal: menos de 200 mg/dL.
    - Desejável: menos de 170 mg/dL.
- Colesterol LDL (LDL-C):
    - Normal: menos de 130 mg/dL.
    - Desejável: menos de 100 mg/dL.
- Colesterol HDL (HDL-C):
    - Normal: mais de 40 mg/dL (homens) ou 50 mg/dL (mulheres).
    - Desejável: mais de 60 mg/dL.
- Triglicerídeos (TG):
    - Normal: menos de 150 mg/dL.
    - Desejável: menos de 130 mg/dL.

Esses valores, no entanto, podem variar ligeiramente de acordo com diretrizes específicas e a situação clínica de cada paciente.

Metabolismo das proteínas

O metabolismo das proteínas no corpo humano é um processo fundamental para a manutenção da saúde e o funcionamento adequado do organismo. As proteínas desempenham papéis essenciais em diversas áreas, desde a estruturação das células até a regulação de reações químicas e a defesa do corpo. As proteínas são compostas por cadeias lineares de aminoácidos. Existem proteínas simples, formadas apenas por aminoácidos, e proteínas conjugadas (heteroproteínas), que incluem cadeias polipeptídicas e componentes não proteicos (Bhagavan; Ha, 2011).

Os aminoácidos são os blocos de construção das proteínas. Existem 20 aminoácidos essenciais que nosso corpo não pode produzir e devem ser obtidos por meio da alimentação (Bhagavan; Ha, 2011).

Figura 3.10 – Esquema gráfico das cadeias de aminoácidos que formam as proteínas

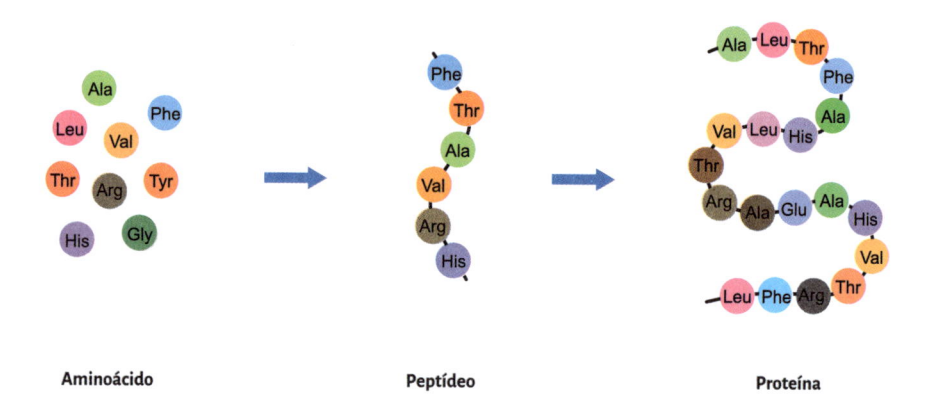

Aminoácido — **Peptídeo** — **Proteína**

Há uma constante renovação das proteínas corporais, cuja taxa excede a ingestão de proteínas que conseguimos obter por meio da alimentação. Alguns aminoácidos que entram no pool de proteínas do corpo podem ser sintetizados (aminoácidos não essenciais), enquanto outros só podem ser obtidos por meio da alimentação (aminoácidos essenciais). Em algumas doenças críticas e traumas significativos, pode ocorrer a desregulação, limitando a síntese de alguns aminoácidos não essenciais, enquanto ocorre um aumento na oxidação de aminoácidos (Rostom; Shine, 2018).

Os exames laboratoriais que monitoram o metabolismo das proteínas são essenciais para avaliar a saúde e identificar possíveis alterações. O principal deles é o exame de proteínas totais e frações, que avalia a quantidade de proteínas no sangue, dividindo-as em diferentes frações. Os componentes principais avaliados são a albumina e as globulinas (Buzanovskii, 2017).

A eletroforese é uma técnica que pode ser utilizada para a identificação e quantificação de frações proteicas. O soro humano, quando submetido à corrente elétrica por meio da eletroforese, gera bandas nas quais podemos identificar albumina, alfa-proteína, beta-proteína e gamaglobulina.

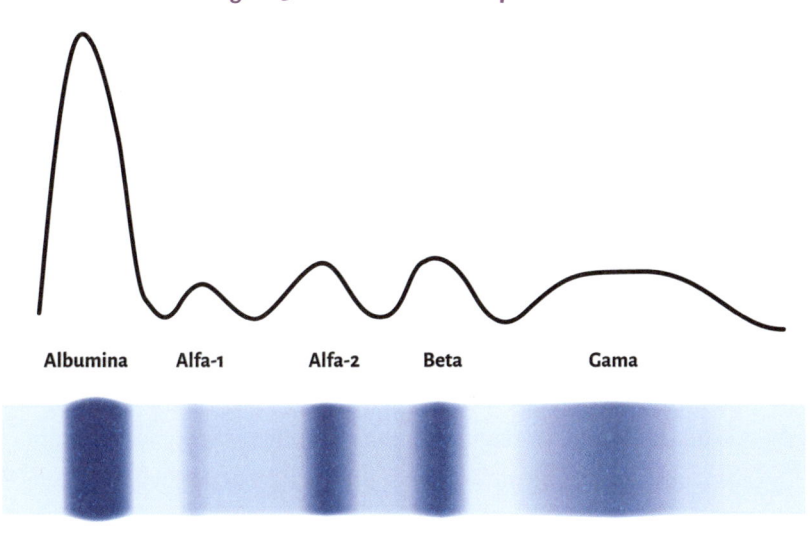

Figura 3.11 – Eletroforese de proteínas

Uma vez que as proteínas desempenham papéis vitais no organismo, incluindo o combate a doenças, regulação das funções corporais, construção muscular e transporte de substâncias, o exame de proteínas totais pode ser realizado como parte de exames de rotina ou ainda ser solicitado em casos de perda de peso recente, sinais e sintomas de doenças renais ou hepáticas e acúmulo de líquidos nos tecidos.

Quando na dosagem de proteínas totais o paciente apresenta valores menores que os valores de referência, tem-se como suspeita diagnóstico de doenças hepáticas, doenças renais, cirrose, hipertireoidismo, deficiência de cálcio e vitamina D, insuficiência cardíaca e síndrome de má absorção. A desnutrição grave também pode reduzir os níveis de proteína no sangue.

Já quando o nível sérico de proteínas totais está aumentado, investiga-se o aumento da produção de anticorpos em doenças infecciosas, câncer (principalmente mieloma múltiplo), doenças autoimunes e desidratação.

A relação albumina/globulina (A/G) é um teste que compara as concentrações dessas duas proteínas no sangue. A albumina é a proteína mais comum encontrada na corrente sanguínea e sua principal função é manter a pressão osmótica, evitando que os fluidos vazem dos vasos sanguíneos para os tecidos circundantes. Além disso, a albumina atua como um importante transportador no sangue, ligando-se a várias substâncias, como hormônios, nutrientes e medicamentos (Belinskaia *et al.*, 2021).

As globulinas também são uma classe de proteínas encontradas no sangue. Existem diferentes tipos de globulinas, como as alfa e betaglobulinas, que atuam como transportadores e podem inibir algumas enzimas, e as gamaglobulinas (imunoglobulinas), que são anticorpos que desempenham um papel vital no sistema imunológico, ligando-se a patógenos como vírus (Yanaka; Yogo; Kato, 2020).

A razão A/G é obtida dividindo-se a quantidade de albumina pelo valor da globulina. Normalmente, o sangue contém um pouco mais de albumina do que globulina, resultando em uma proporção ligeiramente superior a 1. Uma relação albumina/globulina entre 0,9 e 2,0 é considerada normal, embora possa variar dependendo do laboratório que realiza o teste. Alterações nessa relação podem estar associadas a diversas condições patológicas. A relação menor que 1 caracteriza o aumento de globulinas, o que está associado a inflamações, problemas hepáticos ou, em casos raros, imunodeficiência, ou caracteriza estado em que a concentração de albumina está diminuída, como na desnutrição.

> **IMPORTANTE**
>
> De acordo com as diretrizes da Sociedade Brasileira de Endocrinologia e Metabologia (SBEM, [s. d.]), os níveis considerados ideais são:
>
> - Proteínas totais: 6,5 g/dL a 8,1 g/dL.
> - Albumina: 3,5 g/dL a 5,2 g/dL.
> - Globulina: 1,7 g/dL a 3,5 g/dL.
> - Relação albumina/globulina: 0,9 a 2,0.

MARCADORES BIOQUÍMICOS DOS DISTÚRBIOS ELETROLÍTICOS E DO EQUILÍBRIO ÁCIDO-BASE

A gasometria arterial e venosa avalia o equilíbrio ácido-base e a oxigenação do sangue, por meio da determinação do pH sanguíneo, a pressão parcial de dióxido de carbono (pCO2), a pressão parcial de oxigênio (pO2) e a concentração de bicarbonato (HCO3−) no sangue (Bulucu *et al.*, 2014).

O equilíbrio ácido-base é um aspecto vital da homeostase corporal, com o pH sanguíneo normalmente mantido em uma faixa estreita em torno de 7,35 a 7,45. Qualquer desvio desses valores pode ter implicações clínicas significativas, sendo um parâmetro para monitoramento de pacientes em estados críticos.

Os impactos de um desequilíbrio do pH do sangue podem afetar vários sistemas do organismo. Isso pode levar a uma diminuição da eficiência do sistema imunológico, tornando o corpo mais propenso a infecções e doenças. Além disso, pode afetar a saúde dos ossos e dos músculos, levando à perda de cálcio nos ossos e aumentando o risco de fraturas, bem como causar cãibras e fadiga muscular. Outras complicações incluem problemas digestivos, distúrbios metabólicos e alteração no funcionamento adequado dos rins e do sistema cardiovascular (Carnauba *et al.*, 2017). Um desequilíbrio do pH sanguíneo pode resultar em acidose (quando o pH é inferior a 7,35) ou alcalose (quando o pH é superior a 7,45).

Figura 3.12 – Níveis do pH do sangue

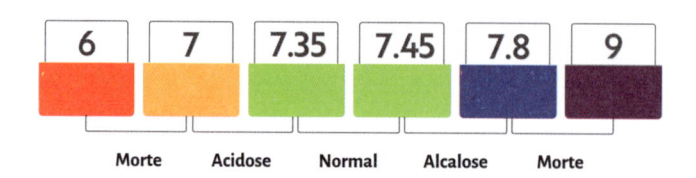

6	7	7.35	7.45	7.8	9
Morte	Acidose	Normal	Alcalose	Morte	

A acidose e a alcalose podem ser de origem metabólica ou respiratória, dependendo se a causa primária é um distúrbio metabólico ou um distúrbio na função pulmonar. Várias condições e doenças podem causar um desequilíbrio do pH do sangue. Por exemplo, diabetes descontrolado, bronquite, dificuldade respiratória e uso excessivo de alguns medicamentos podem contribuir para aumentar a acidez do sangue. Por outro lado, sintomas de vômito e diarreia, hiperaldosteronismo, febre ou insuficiência renal podem tornar o sangue mais alcalino.

Acidose

A acidose metabólica pode ser causada por uma variedade de fatores, incluindo doenças metabólicas como diabetes e insuficiência renal e a ingestão de certas substâncias ácidas. Os sintomas podem variar de acordo com a gravidade da condição, mas os mais frequentes incluem: falta de ar, aumento das frequências respiratória e cardíaca, náusea e vômito, dor de cabeça, sonolência ou desorientação, pressão baixa e intolerância à glicose (Kraut; Madias, 2012).

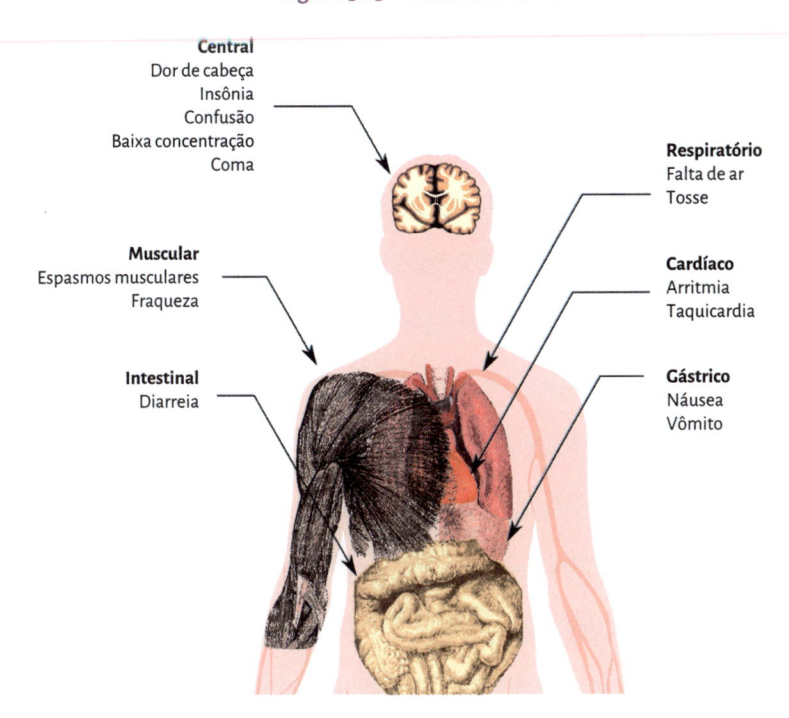

Figura 3.13 – Sintomas da acidose

Central
Dor de cabeça
Insônia
Confusão
Baixa concentração
Coma

Muscular
Espasmos musculares
Fraqueza

Intestinal
Diarreia

Respiratório
Falta de ar
Tosse

Cardíaco
Arritmia
Taquicardia

Gástrico
Náusea
Vômito

Alcalose

A alcalose metabólica pode ser causada pela perda de ácidos ou retenção de bicarbonato e ocorre quando há um aumento na ventilação do paciente (respirações por minuto), resultando em hipocapnia (pCO2 < 38 mmHg), em que o pH sanguíneo encontra-se acima de 7,45. Os principais sintomas da alcalose são: náuseas, sensação de torpor, espasmos musculares prolongados, tremor nas mãos e contração muscular. Em casos mais graves, a alcalose metabólica pode causar sintomas como dor de cabeça, letargia e excitação neuromuscular. Além disso, podem ainda surgir sintomas como confusão mental, tontura e convulsões, principalmente provocados pelas alterações em eletrólitos como potássio, cálcio e sódio. A alcalose metabólica grave ocorre quando o pH do sangue arterial é igual ou superior a 7,55 e está associada a uma taxa de mortalidade significativamente aumentada (Do; Vásquez; Soleimani, 2022).

Figura 3.14 – Sintomas da alcalose

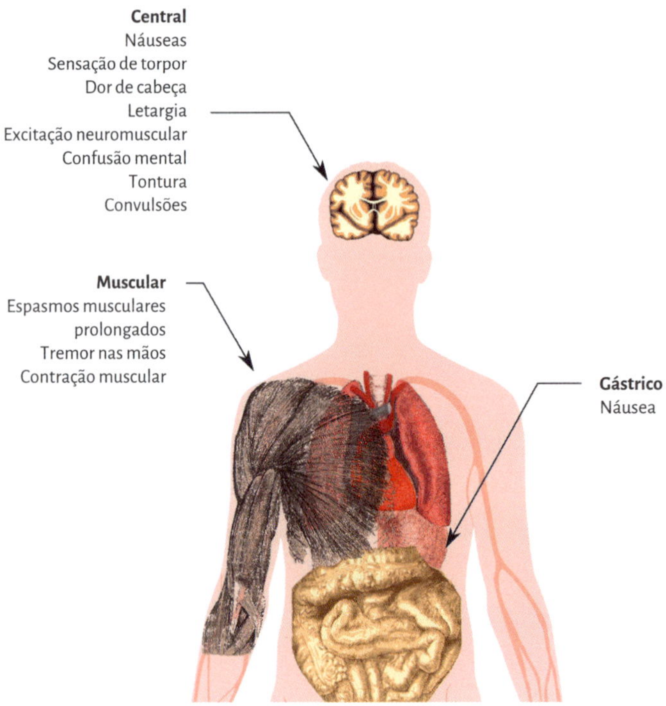

Central
Náuseas
Sensação de torpor
Dor de cabeça
Letargia
Excitação neuromuscular
Confusão mental
Tontura
Convulsões

Muscular
Espasmos musculares prolongados
Tremor nas mãos
Contração muscular

Gástrico
Náusea

Assim, como pudemos ver, a gasometria arterial e venosa é um exame fundamental para avaliar o equilíbrio ácido-base e a oxigenação do sangue, auxiliando no diagnóstico e monitoramento de várias condições e doenças.

MARCADORES BIOQUÍMICOS DOS DISTÚRBIOS HORMONAIS

Imagine o corpo humano como uma grande orquestra. Nesta orquestra, as glândulas endócrinas são os músicos, e os hormônios que elas produzem são os instrumentos musicais. O maestro desta orquestra é o sistema nervoso central, composto pelo encéfalo e pela medula espinal.

Assim como um maestro conduz uma orquestra para criar uma harmonia musical, o sistema nervoso central coordena a atividade das glândulas endócrinas para manter o equilíbrio do corpo. Ele faz isso por meio de sinais que indicam quando e quanto de um determinado hormônio deve ser produzido.

As glândulas endócrinas, como os músicos que tocam mais de um instrumento, têm papéis específicos, produzindo um ou mais hormônios. Por exemplo, a glândula tireoide produz os hormônios tiroxina e tri-iodotironina, que regulam o metabolismo do corpo, enquanto a glândula pituitária produz vários hormônios que controlam outras glândulas endócrinas.

Os hormônios, como os instrumentos musicais, têm funções específicas e contribuem para a sinfonia geral do corpo. Eles viajam pela corrente sanguínea e se ligam a células-alvo específicas para desencadear respostas fisiológicas.

Assim como uma orquestra precisa de equilíbrio e coordenação entre seus músicos e instrumentos para criar uma bela música, o corpo humano precisa de um equilíbrio cuidadoso de hormônios para manter a saúde e o bem-estar. Qualquer desequilíbrio hormonal, assim como um instrumento desafinado, pode levar a problemas de saúde.

Na figura 3.15, podemos observar as glândulas que compõem o sistema endócrino. Cada uma dessas glândulas é responsável pela produção de hormônios específicos, conforme apresentamos a seguir.

- **HIPOTÁLAMO:** produz fator inibidor da prolactina, hormônio liberador da corticotrofina, hormônio liberador da tireotrofina, hormônio liberador de gonadotrofinas, hormônio liberador do hormônio do crescimento, ocitocina e hormônio antidiurético.

- **GLÂNDULA PITUITÁRIA (HIPÓFISE):** produz hormônio adrenocorticotrófico, hormônio do crescimento, hormônio folículo-estimulante, hormônio luteinizante, hormônio tireoestimulante e prolactina.

- **GLÂNDULA PINEAL:** é responsável pela produção de melatonina.

- **TIREOIDE:** produz calcitonina, tiroxina e tri-iodotironina.

- **PARATIREOIDE:** produz o paratormônio.

- **GLÂNDULAS SUPRARRENAIS:** produzem diversos hormônios, entre eles, cortisol, aldosterona, adrenalina e noradrenalina.

- **PÂNCREAS:** produz insulina, glucagon e somatostatina.

- **OVÁRIOS E TESTÍCULOS:** produzem os hormônios sexuais estrogênio e progesterona (produzidos pelos ovários nas mulheres) e testosterona (produzido pelos testículos nos homens).

Figura 3.15 – Sistema endócrino

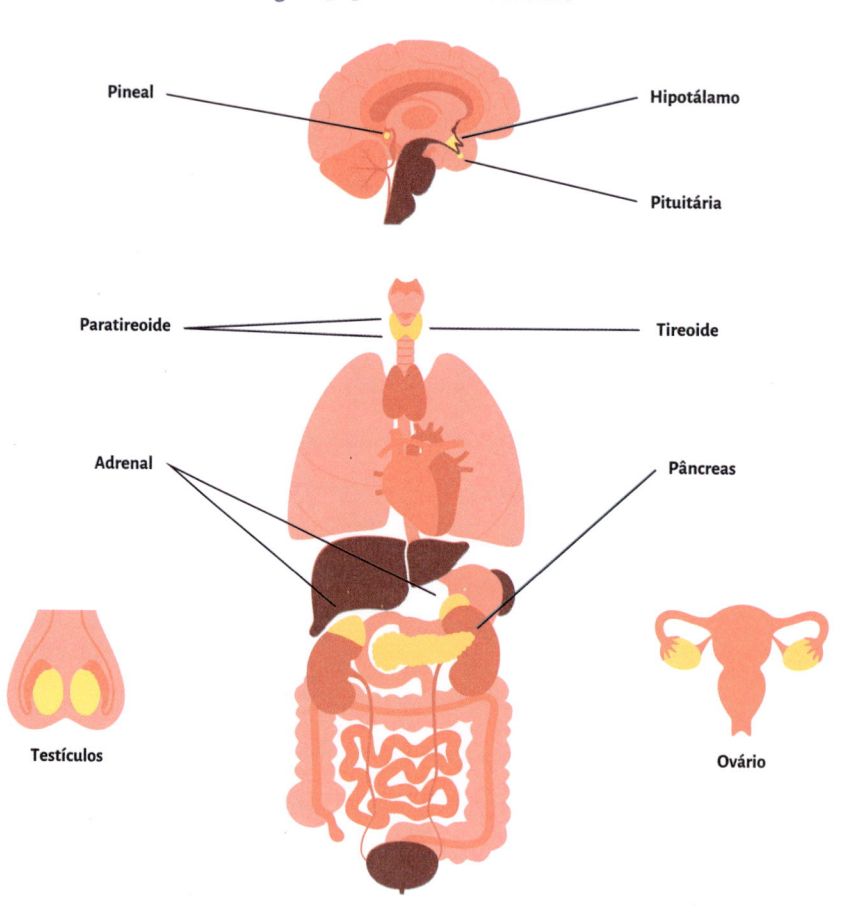

Esses hormônios desempenham papéis essenciais na homeostase e no funcionamento adequado do nosso corpo, e a avaliação dos níveis sanguíneos dos hormônios auxilia no diagnóstico e prognóstico médico. Quando em desequilíbrio, podem causar diversos distúrbios. A seguir, exemplificamos dois desses distúrbios.

Desequilíbrios dos hormônios do sistema reprodutor

Tanto homens como mulheres são acometidos por desequilíbrios nos hormônios sexuais, os quais causam diversos sintomas e impactos à saúde. Esses desequilíbrios podem ter origem na própria regulação hormonal fisiológica ou ser desencadeados por tumores.

Nas mulheres, os principais hormônios sexuais são o estrogênio e a progesterona, que controlam o ciclo menstrual, a fertilidade e a saúde óssea. Quando esses hormônios estão em desequilíbrio, podem causar irregularidades menstruais, síndrome pré-menstrual intensa, menopausa precoce e osteoporose. Vale ressaltar que o desequilíbrio hormonal pode estar relacionado à síndrome dos ovários policísticos.

A testosterona é o principal hormônio sexual masculino, e seu desequilíbrio gera sintomas como disfunção erétil, baixa libido, redução da massa muscular, diminuição no crescimento de pelos corporais e faciais, ginecomastia e alterações do humor.

Desequilíbrios da tireoide

A tireoide produz três hormônios essenciais na regulação do funcionamento do corpo: tiroxina (T4), tri-iodotironina (T3) e calcitonina. Os hormônios T3 e T4 atuam no metabolismo e na regulação do batimento cardíaco, da pressão arterial e do tônus muscular, além de exercer controle nas funções digestória e reprodutiva, e no desenvolvimento e crescimento das crianças. As alterações quantitativas em T3 e T4 caracterizam o hipotireoidismo (baixa produção hormonal) ou hipertireoidismo (excesso de produção hormonal).

O hormônio calcitonina atua no controle dos níveis de cálcio no sangue, inibindo a reabsorção óssea e promovendo a deposição de cálcio nos ossos, auxiliando na manutenção da homeostase desse mineral.

INTERFERENTES ANALÍTICOS

Os aspectos pré-analíticos em bioquímica referem-se à fase inicial do processamento de uma amostra biológica para análise laboratorial, e a maioria dos erros em laboratórios clínicos ocorre nesta etapa.

Erros na fase pré-analítica podem afetar a precisão e a confiabilidade dos resultados dos testes laboratoriais. Assim, a orientação ao paciente sobre como se preparar para o teste é essencial. Por exemplo, alguns testes podem exigir que o paciente esteja em jejum, enquanto outros podem exigir que o paciente evite certos medicamentos ou atividades antes do teste.

O jejum é importante em avaliações em que o analito está presente na alimentação, como é o caso do ferro e das proteínas. O fato de o paciente estar alimentado também pode causar lipemia e interferir em análises que utilizam métodos por espectrofotometria ou turbidimetria, por exemplo.

Outro aspecto importante é o horário de coleta. O nosso organismo funciona em um ritmo natural de sono e vigília durante as 24 horas do dia, conhecido como ciclo circadiano; isso afeta o metabolismo e, consequentemente, os resultados dos exames laboratoriais. Além de efeitos sobre os analitos que avaliam o metabolismo (glicose e lipídios), o ciclo circadiano influencia nas dosagens hormonais, como o cortisol e a melatonina – dependendo do horário da coleta, esses hormônios podem se apresentar com alterações que são fisiológicas. Outra medida importante na coleta de material para a dosagem de cortisol é solicitar que o paciente aguarde 30 minutos sentado antes da execução da coleta, pois o estresse e a agitação (gerados pelo deslocamento até o laboratório, por exemplo) alteram a liberação de cortisol.

A prática de exercícios físicos também é um fator a ser considerado ao analisar resultados laboratoriais. As atividades físicas mobilizam água dos compartimentos biológicos para o sangue, diluindo os analitos, e causam aumento da atividade metabólica e enzimática, levando à hipoglicemia, aumento de lactato e creatina quinase séricos e aumento da renina. Assim, deve-se evitar exercício físico por 48 horas antes da coleta de material para exames laboratoriais.

ARREMATANDO AS IDEIAS

Ao se pensar em exames que avaliam os parâmetros bioquímicos humanos, tem-se por base a análise de moléculas presentes no sangue, urina e demais líquidos corporais. Algumas moléculas podem estar presentes continuamente no material e devem ser dosadas para verificar se estão nos parâmetros de normalidade ou não. Alguns distúrbios metabólicos podem ser observados pelo surgimento ou aumento de macromoléculas (marcadores) nas amostras biológicas. Quando há alterações na permeabilidade da membrana celular ou quando há rompimento dela, ocorre a liberação de moléculas intracelulares para o interstício e consequentemente para os líquidos corpóreos.

Com base em resultados precisos obtidos habilidosamente no setor da bioquímica, auxiliamos a confirmação ou a exclusão de diagnósticos, o acompanhamento e o monitoramento de doenças. Descobertas constantes de maneiras de isolar e quantificar isoenzimas tornam o diagnóstico cada vez mais específico para condições antes desconhecidas.

Agora que conhecemos um pouco mais do mundo laboratorial, você já é capaz de compreender os motivos pelos quais os exames, especialmente os que avaliam parâmetros bioquímicos, são colhidos pela manhã e em jejum.

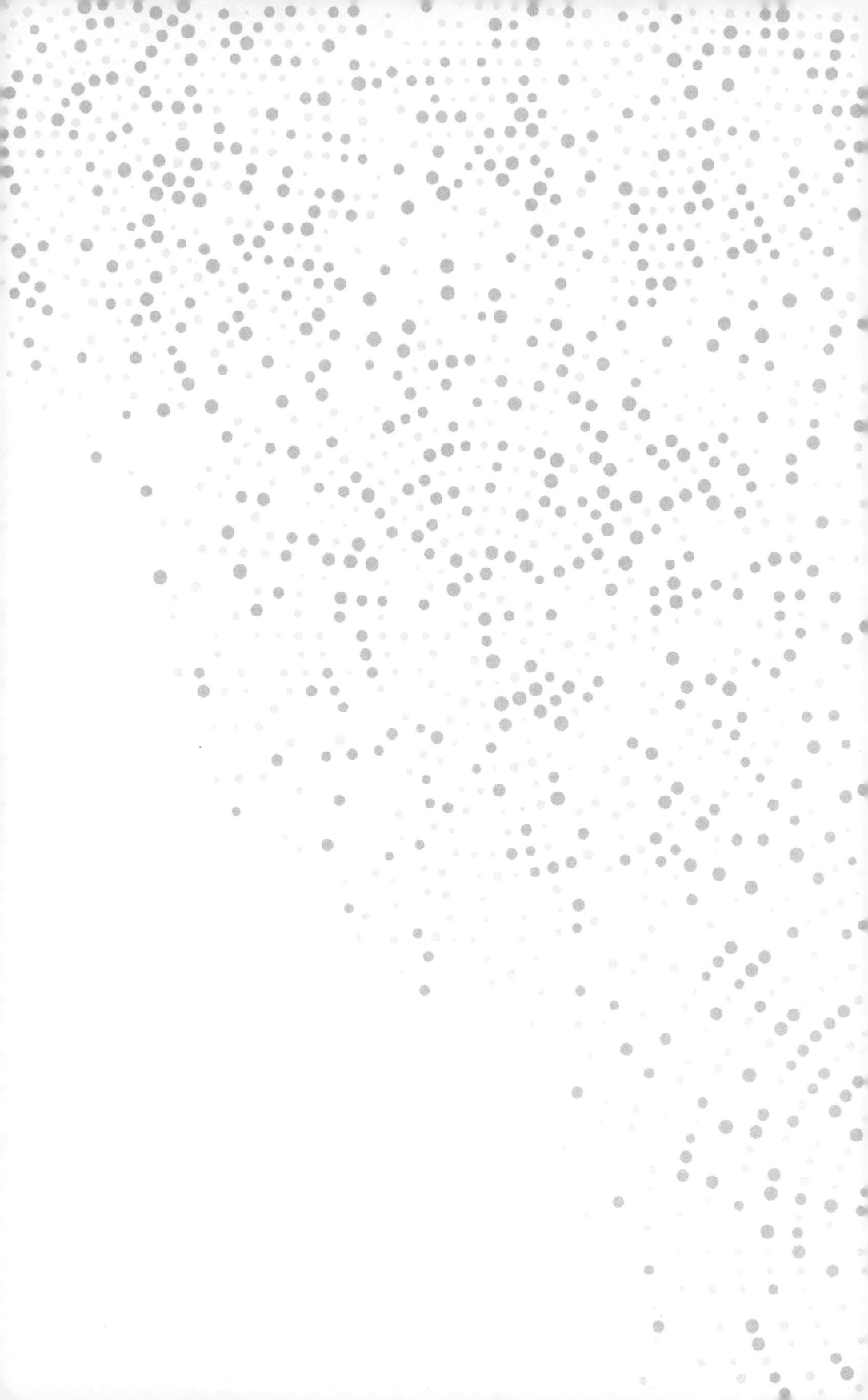

Referências

AMERICAN DIABETES ASSOCIATION – ADA. Classification and diagnosis of diabetes: standards of medical care in diabetes 2020. **Diabetes Care**, v. 43, n. 1, p. S14-S31, 2020a.

AMERICAN DIABETES ASSOCIATION – ADA. Comprehensive medical evaluation and assessment of comorbidities: standards of medical care in diabetes – 2020. **Diabetes Care**, v. 43, n. 1, S37-S47, 2020b.

BAIN, Barbara J. Diagnosis from the blood smear. **The New England Journal of Medicine**, v. 353, n. 5, p. 498-507, 2005.

BARCELOS, Luiz Fernando; AQUINO, Jerolino Lopes (ed.). **Tratado de análises clínicas**. São Paulo: Atheneu, 2018. *E-book*.

BELINSKAIA, Daria A. *et al*. Serum albumin in health and disease: esterase, antioxidant, transporting and signaling properties. **International Journal of Molecular Sciences**, v. 22, n. 19, p. 10.318, 2021.

BHAGAVAN, N. V.; HA, Chung-Eun. Protein and amino acid metabolism. *In*: BHAGAVAN, N. V.; HA, Chung-Eun. **Essentials of medical biochemistry**: with clinical cases. Cambridge (Massachusetts): Academic Press, 2011; p. 169-190.

BIRBRAIR, Alexander; FRENETTE, Paul S. Niche heterogeneity in the bone marrow. **Annals of the New York Academy of Sciences**, v. 1.370, n. 1, p. 82-96, 2016.

BRASIL. Ministério da Saúde. Diabetes (diabetes mellitus). **Gov.br**, [*s. d.*]. Disponível em: https://www.gov.br/saude/pt-br/assuntos/saude-de-a-a-z/d/diabetes. Acesso em: 15 maio 2024.

BULUCU, Fatih *et al*. Blood total carbon dioxide content and bicarbonate can be used together to predict blood pH correctly in venous blood samples. **Renal Failure**, v. 36, n. 1, p. 145-146, 2014.

BUZANOVSKII, V. A. Determination of proteins in blood. Part 1: determination of total protein and albumin. **Review Journal of Chemistry**, v. 7, p. 79-124, 2017.

CARNAUBA, Renata *et al*. Diet-induced low-grade metabolic acidosis and clinical outcomes: a review. **Nutrients**, v. 9, n. 6, p. 538, 2017.

CENARIU, Diana *et al*. Extramedullary hematopoiesis of the liver and spleen. **Journal of Clinical Medicine**, v. 10, n. 24, p. 5.831, 2021.

DA POIAN, Andrea T.; EL-BACHA, Tatiana; LUZ, Mauricio R. M. P. Nutrient utilization in humans: metabolism pathways. **Nature Education**, v. 3, n. 9, p. 11, 2010.

DEPOIS do universo. Direção: Diego Freitas. Produção: Luciano Reck, André Carreira. Brasil: Netflix, 2022. Filme (127 min).

DO, Catherine; VÁSQUEZ, Pamela; SOLEIMANI, Manoocher. Metabolic alkalosis pathogenesis, diagnosis, and treatment: core curriculum 2022. **American Journal of Kidney Diseases**, v. 80, n. 4, p. 536-551, 2022.

DOMINGUETI, Caroline Pereira. Exames laboratoriais e o cuidado farmacêutico ao paciente com diabetes mellitus: uma revisão da literatura. **Infarma – Ciências Farmacêuticas**, v. 35, n. 2, p. 223-240, 2023.

DUCA, Frank; SAKAR, Yassine; COVAȘĂ, Mihai. The modulatory role of high fat feeding on gastrointestinal signals in obesity. **The Journal of Nutritional Biochemistry**, v. 24, n. 10, p. 1.663-1.677, 2013.

EU sou a lenda. Direção: Francis Lawrence. Produção: Akiva Goldsman, David Heyman, James Lassiter, Neal H. Moritz. Estados Unidos: Warner Bros. Pictures, 2007. Filme (100 min).

FRANCHINI, Massimo; LIUMBRUNO, Giancarlo Maria. ABO blood group: old dogma, new perspectives. **Clinical Chemistry and Laboratory Medicine**, v. 51, n. 8, p. 1.545-1.553, 2013.

FREITAS, Ellen Crisitini de *et al*. Metabolismo lipídico durante o exercício físico: mobilização do ácido graxo. **Pensar a Prática**, v. 15, n. 3, p. 801-814, 2012.

GALDEANO, Diogo Manzano; GRANATO, Laís Moreira. **Microbiologia, parasitologia e imunologia**. Curitiba: Intersaberes, 2020. *E-book*.

GALICIA-GARCIA, Unai *et al*. Pathophysiology of type 2 diabetes mellitus. **International Journal of Molecular Sciences**, v. 21, n. 17, p. 6.275, 2020.

GLENN, Amy; ARMSTRONG, Catherine E. Physiology of red and white blood cells. **Anaesthesia and Intensive Care Medicine**, v. 20, n. 3, p. 170-174, 2019.

GROSS, Jorge L. *et al*. Diabetes melito: diagnóstico, classificação e avaliação do controle glicêmico. **Arquivos Brasileiros de Endocrinologia & Metabologia**, v. 46, n. 1, p. 16-26, 2002.

HILARIO, Lívia Silveira de Moraes; HILARIO, Willyan Franco. Aspectos bioquímicos e laboratoriais dos marcadores do infarto agudo do miocárdio (IAM). **Perspectivas Experimentais e Clínicas, Inovações Biomédicas e Educação em Saúde**, v. 8, n. 2, p. 6-10, 2022.

JIMMY BOLHA. Direção: Blair Hayes. Produção: Beau Flynn. Estados Unidos: Buena Vista Pictures, 2001. Filme (84 min).

KASVI. Espectrofotometria: análise da concentração de soluções. **Kasvi**, [*s. d.*]. Disponível em: https://kasvi.com.br/espectrofotometria-analise-concentracao-solucoes/. Acesso em: 13 maio 2024.

KONIECZNY, Joanna; ARRANZ, Lorena. Updates on old and weary haematopoiesis. **International Journal of Molecular Sciences**, v. 19, n. 9, p. 2.567, 2018.

KRAUT, Jeffrey A.; MADIAS, Nicolaos E. Treatment of acute metabolic acidosis: a pathophysiologic approach. **Nature Reviews Nephrology**, v. 8, n. 10, p. 589-601, 2012.

LERARIO, Antonio Carlos; BETTI, Roberto Tadeu Barcellos; WAJCHENBERG, Bernardo Leo. O perfil lipídico e a síndrome metabólica. **Revista da Associação Médica Brasileira**, v. 55, n. 3, p. 232-233, 2009.

LI, Li-Hua *et al*. Analytical methods for cholesterol quantification. **Journal of Food and Drug Analysis**, v. 27, n. 2, p. 375-386, 2019.

MESAREC, Luka *et al*. Normal red blood cells' shape stabilized by membrane's in-plane ordering. **Scientific Reports**, v. 9, p. 19.742, 2019.

MOREIRA, Tiago César Gouvêa *et al*. Comparação de dois métodos na realização do exame de velocidade de hemossedimentação (VHS) em um hospital oncológico. **Revista Brasileira de Análises Clínicas**, v. 53, n. 4, p. 426-432, 2021.

MOREIRA, Valéria Cunha; TICLI, Fábio Kiss. Biomarcadores do infarto agudo do miocárdio: biomarcadores atuais e perspectiva de novos marcadores. **Revista Saúde em Foco**, v. 14, n. 21, p. 21-30, 2022.

NAOUM, Paulo Cesar. **Eletroforeses**: hemoglobinopatias, proteínas séricas, lipoproteínas, DNA. São Paulo: Grupo Editorial Nacional/Santos, 2011.

NASCIMENTO, Lucila Castanheira *et al*. Diabetes mellitus tipo 1: evidências da literatura para seu manejo adequado, na perspectiva de crianças. **Revista da Escola de Enfermagem da USP**, v. 45, n. 3, p. 764-769, 2011.

NELSON, David L.; COX, Michael M. **Princípios de bioquímica de Lehninger**. 6. ed. Porto Alegre: Artmed, 2014.

NOVAIS, Stéfano Araújo. Cromatografia. **Brasil Escola**, [*s. d.*]. Disponível em: https://brasilescola.uol.com.br/quimica/cromatografia.htm. Acesso em: 11 abr. 2024.

ROCHA, Arnaldo (org.). **Biodiagnósticos**: fundamentos e técnicas laboratoriais. São Paulo: Rideel, 2014. *E-book*.

ROSTOM, Hussam; SHINE, Brian. Basic metabolism: proteins. **Basic Science**, v. 36, n. 4, p. 153-158, 2018.

SCUTTI, Jorge Augusto Borin (org.). **Fundamentos da imunologia**. São Paulo: Rideel, 2016. *E-book*.

SILVA, Isis Tande da; ALMEIDA-PITITTO, Bianca de; FERREIRA, Sandra Roberta G. Reassessing lipid metabolism and its potentialities in the prediction of cardiovascular risk. **Archives of Endocrinology and Metabolism**, v. 59, n. 2, p. 171-180, 2015.

SOARES, Ana Flávia O. S. *et al*. Inovações da imunização: a biotecnologia das vacinas, uma revisão bibliográfica. *In*: SEMINÁRIO DE PESQUISA/SEMINÁRIO DE INICIAÇÃO CIENTÍFICA – UNIANDRADE, 20., 2022, Curitiba. **Anais** [...]. Curitiba: [*s. n.*], 2023.

SOCIEDADE BRASILEIRA DE ANÁLISES CLÍNICAS – SBAC *et al*. Consenso Brasileiro para a Normatização da Determinação Laboratorial do Perfil Lipídico, versão 1.13. **SBAC**, 2016. Disponível em: https://www.sbac.org.br/

wp-content/uploads/2017/09/ConsensoOficial_PerfilLipidico_2016_v13. pdf. Acesso em: 17 maio 2024.

SOCIEDADE BRASILEIRA DE DIABETES – SBD. Diretriz da Sociedade Brasileira de Diabetes – 2023. **SBD**, 2023. Disponível em: https://diretriz. diabetes.org.br/. Acesso em: 16 maio 2024.

SOCIEDADE BRASILEIRA DE ENDOCRINOLOGIA E METABOLOGIA – SBEM. Diretrizes. **SBEM**, [*s. d.*]. Disponível em: https://www.endocrino.org. br/diretrizes/. Acesso em: 22 maio 2024.

SOCIEDADE BRASILEIRA DE PATOLOGIA CLÍNICA/MEDICINA LABORATORIAL – SBPC/ML. **Recomendações da Sociedade Brasileira de Patologia Clínica/Medicina Laboratorial (SBPC/ML)**: coleta e preparo da amostra biológica. Barueri: Manole/Minha Editora, 2014.

SWIERINGA, Frauke *et al*. Integrating platelet and coagulation activation in fibrin clot formation. **Research and Practice in Thrombosis and Haemostasis**, v. 2, n. 3, p. 450-460, 2018.

TAMANG, Thinam; BARAL, Sushish; PAING, May Phu. Classification of white blood cells: a comprehensive study using transfer learning based on convolutional neural networks. **Diagnostics** (Basel, Switzerland), v. 12, n. 12, p. 2.903, 2022.

TEBBI, Cameron K. Etiology of acute leukemia: a review. **Cancers (Basel)**, v. 13, n. 9, p. 2.256, 2021.

TORTORA, Gerard J.; DERRICKSON, Bryan. **Corpo humano**: fundamentos de anatomia e fisiologia. 10. ed. Porto Alegre: Artmed, 2017.

VOLTARELLI, Júlio César *et al*. (ed.). **Imunologia clínica na prática médica**. São Paulo: Atheneu, 2008. *E-book*.

YANAKA, Saeko; YOGO, Rina; KATO, Koichi. Biophysical characterization of dynamic structures of Immunoglobulin G. **Biophysical Reviews**, v. 12, n. 3, p. 637-645, 2020.

ZAGO, Marco Antonio; FALCÃO, Roberto Passetto; PASQUINI, Ricardo. **Tratado de hematologia**. São Paulo: Atheneu, 2013.

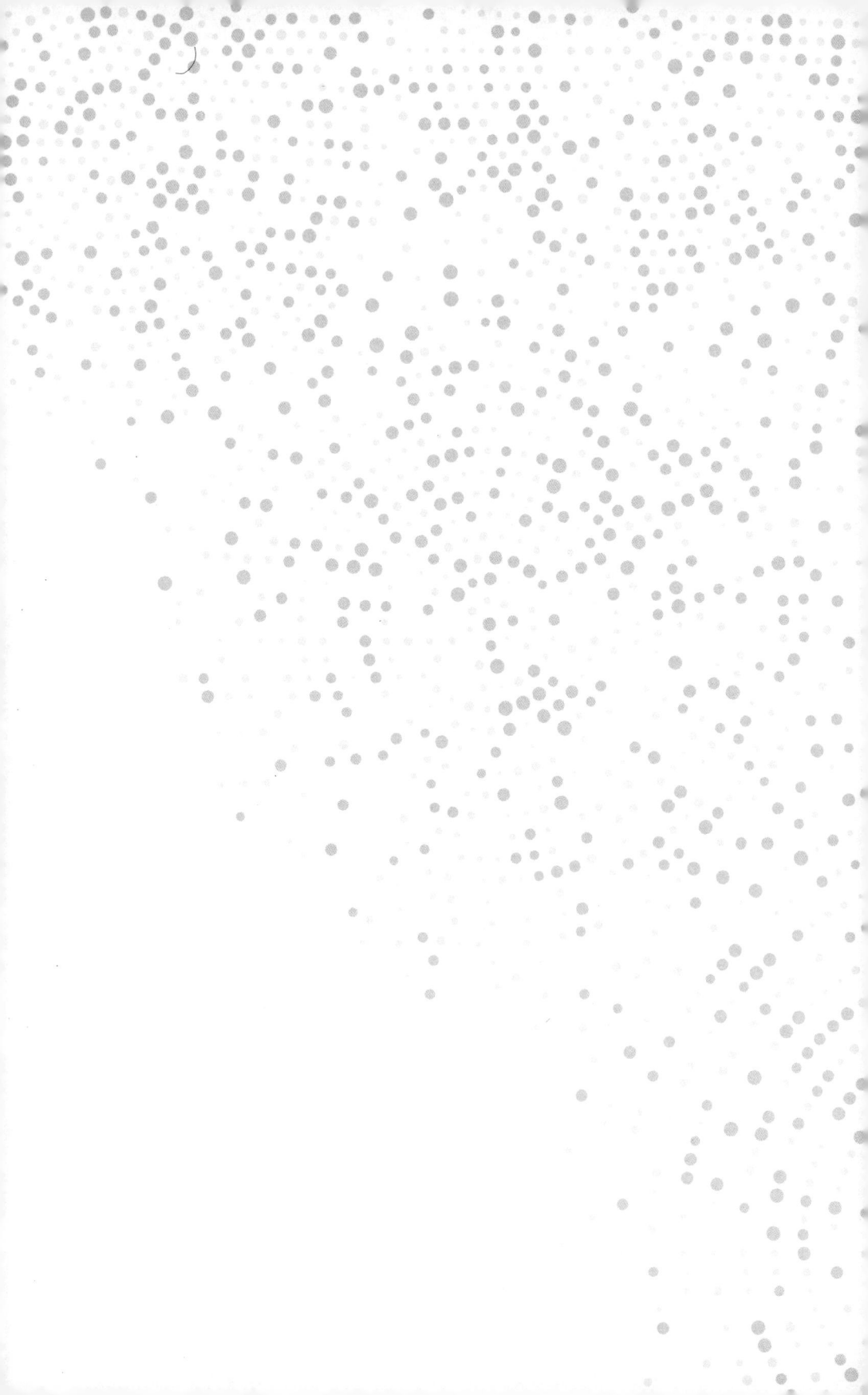

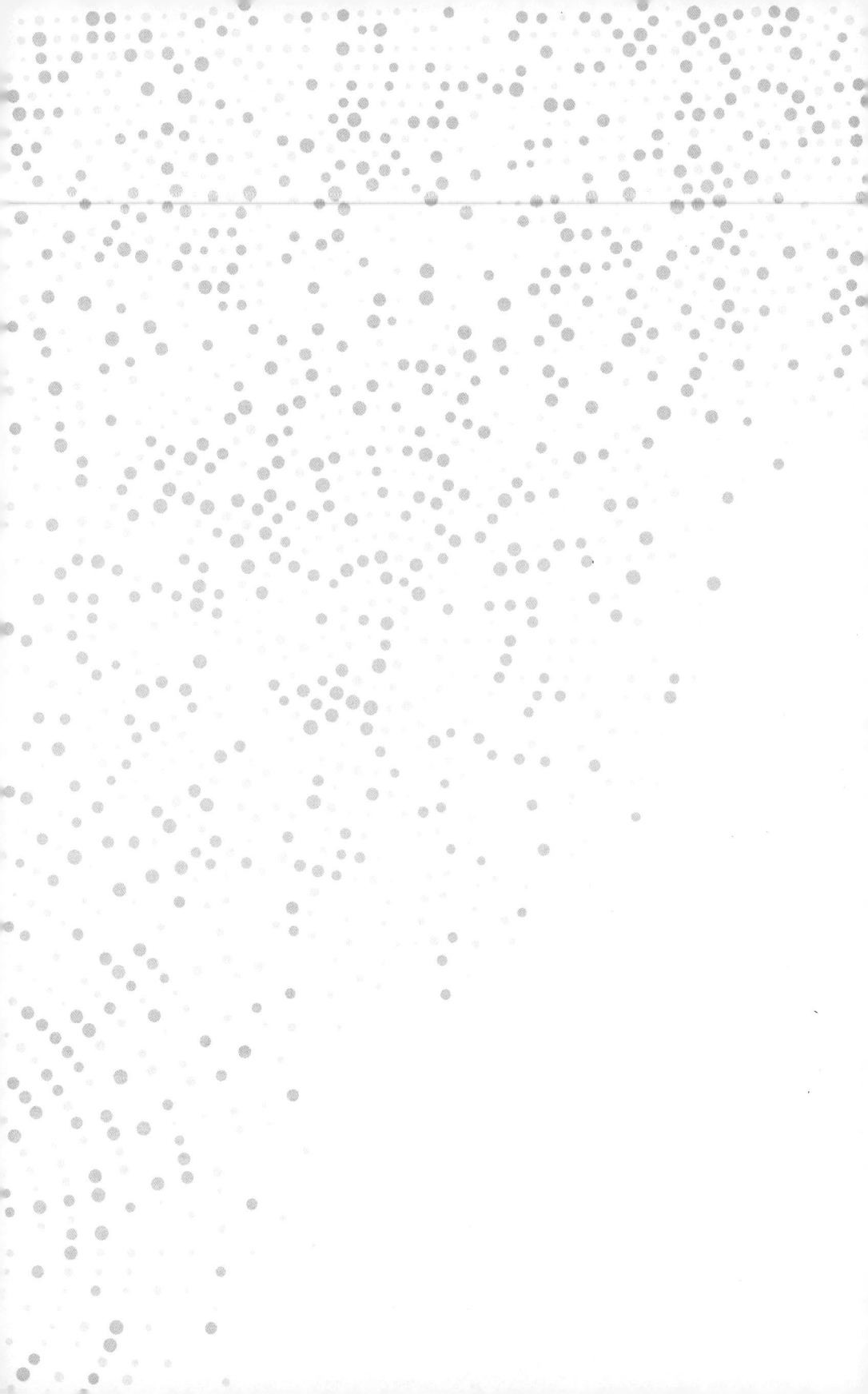